W0067986

Peter Wittkamp • Für mich soll es Neurosen regnen

Peter Wittkamp

FÜR MICH
SOLL ES
NEUROSEN
REGNEN

Mein Leben mit Zwangsstörungen

btb

Für mich soll es Neurosen regnen,
mir sollten sämtliche Wunder begegnen,
die Welt sollte sich umgestalten
und ihre Sorgen für sich behalten.
– frei nach Hildegard Knef

Die erste Regel des Zwangsstörungs-Clubs:
Es muss eine zweite Regel geben,
damit es keine ungerade Zahl von Regeln gibt.
– Unbekannt

Inhalt

Vorwort

Niemand braucht ein Vorwort, oder? So was ist doch nicht mehr als der unnötige Teil eines Buches, in dem erklärt wird, was im Rest des Buches passieren wird. Oder zumindest, warum man den Rest lesen sollte. Ich habe nie verstanden, wozu das genau gut sein soll. Außer, das Buch ist sehr schlecht, dann ist das Vorwort so eine Art Puffer, bevor es so richtig schlimm wird. Wie das Wartezimmer bei einem Zahnarzt. Wenn das Buch hingegen gut ist, will man doch eigentlich sofort loslegen!

Ein weiterer Hinweis auf die Überflüssigkeit eines Vorworts: So etwas gibt es bei anderen Kulturgütern gar nicht erst! Filme zum Beispiel verzichten auf ein Vorwort. Die funktionieren auch ohne ein einleitendes:

»Guten Tag und willkommen bei *Jurassic Park*. In den folgenden 123 Minuten wird es viel um menschliche Fehlentscheidungen, kaputte Zäune und Dinosaurier gehen. Vor allem der T-Rex, genauer sein doch recht scharfes Gebiss, wird Gegenstand unserer Betrachtungen sein. Ein kleiner Tipp noch, bevor es gleich wirklich losgeht: Gewöhnen Sie sich nicht zu sehr an die im

Film auftauchenden Darsteller. Wie gesagt, das recht scharfe Gebiss des T-Rex…«

Doch mein Lektor, dem wir auf den folgenden Seiten immer mal wieder begegnen werden, besteht auf ein Vorwort. Der Vogel! Wobei ich seinen Beruf auch noch nicht so ganz verstanden habe. Denn ein Lektor ist jemand, den ein Verlag für gutes Schreiben bezahlt, weil die Leute, die der Verlag eigentlich für gutes Schreiben bezahlt, manchmal nicht gut genug schreiben. Na, dann soll er das Buch halt direkt selbst schreiben. Das will er aber auch nicht. Zu wenig Neurosen, sagt er. Also gut. Dann schreibe ich das Buch eben, und auf seinen ausdrücklichen Wunsch nun auch endlich ein Vorwort. Hier kommt es:

Guten Tag! Mein Name ist Peter Wittkamp, ich bin Autor, Werber und Gagschreiber. Ich habe bereits Scherze für das Fernsehen, für das Internet, für die Berliner Verkehrsbetriebe und für eine sehr bekannte Politikerin mit Doppelnamen geschrieben (nein, nicht die, eine andere). Ich bin Ende dreißig, trinke ab und an zu viel Alkohol, mache zu wenig Sport, liebe Musik und leide – hier bitte aufpassen, das wird später noch mal wichtig – seit über 20 Jahren an einer Zwangsstörung.

Das kennen Sie aus Serien und Filmen und von Bekannten, die ihren Herd zwanzig Mal kontrollieren müssen.

Aber ich muss sie enttäuschen: Ich bin nicht so wie die Menschen in den Filmen. Ich zähle wenig, kann nahezu alles ohne Probleme berühren, darf jede Fuge auf dem Gehweg so betreten, wie ich es mag, und ich wasche mir nicht übertrieben häufig die Hände. Nun ja, um ehrlich zu sein: Ich wasche mir **mittlerweile** nicht mehr übertrieben häufig die Hände. Gleich im ersten Kapitel (geht bald los, versprochen!) erfahren Sie, wie ich das geschafft habe. Die Sache mit dem Herd hingegen mache ich tatsächlich. Und noch so einiges mehr. Sehr viel mehr. Der Satz, der am wenigsten zu mir passt, ist »Tu dir keinen Zwang an«. Also der und »Ich war heute Morgen um halb sieben schon zehn Kilometer Laufen«.

Aber zurück zur Zwangsstörung: Eine Zwangsstörung ist ungefähr wie (hier bräuchte ich einen guten Vergleich... ah, ich hab was...) ein T-Rex! Wenn man nicht aufpasst, hat sie dich schnell zwischen ihren Zähnen und lässt dich nie wieder los. Dafür ist sie immerhin ganz gut therapierbar, was man von einem T-Rex nicht gerade behaupten kann. »Lassen Sie uns heute mal über ihr Aggressionsproblem sprechen, Herr Rex! Ich vermute, es liegt an den Komplexen wegen Ihrer kurzen Ärmchen.«

Ich schreibe in diesem Buch darüber, welche Komplexe und Zwänge mich plagen, was Zwänge überhaupt sind, was der Unterschied zwischen harmlosen Macken und ernsthaften Zwängen ist, und darüber, wie ich versuche, mich immer und immer wieder aus ihren scharfen Zähnen zu befreien.

Mitunter versuche ich, obwohl es eine sehr ernste Krankheit ist, ein wenig humorvoll darüber zu berichten. Glück im Unglück: Meine Zwänge sind sehr stark, aber nie so stark, dass ich nicht über sie lachen möchte. Wenn Sie das nicht mögen oder es Ihnen unpassend erscheint, ist dieses Buch nicht das ideale Buch für Sie. Das ist nicht schlimm, ich bin Ihnen nicht böse. Es gibt viele andere gute Bücher. Und die haben sicher alle ein besseres Vorwort als dieses.

Wenn Sie selbst von der Krankheit betroffen sein sollten und dazu neigen, Zwänge von anderen zu übernehmen, müssen Sie sich ebenfalls überlegen, ob Sie jetzt weiterlesen wollen. Es wird viele Beispiele geben.

Und wenn Sie denken: Jurassic Park habe ich schon lang nicht mehr gesehen. Hätte ich eigentlich mehr Lust drauf, als über einen leicht dicklichen, eher unwitzigen Werbefuzzi mit seltsamen psychischen Störungen zu lesen. Nur zu. Ist auf Netflix verfügbar.

Wenn Sie allerdings jetzt noch immer dabei sind: Sehr schön! Ich freu mich. Wir legen gleich los. Machen Sie sich also bereit. Stellen Sie Ihre Tasse Tee mit dem Henkel genau parallel zur Tischkante ab und schauen Sie bitte noch mal schnell nach, ob der Wasserkocher auch wirklich ganz, ganz sicher aus ist. Wir haben das Vorwort überstanden. Das Buch beginnt genau jetzt.

Ich wünsche Ihnen ein ungezwungenes Lesevergnügen!

Mein erster Zwang

Das klingt fast schön. So wie »Mein erstes Pony«, »Mein erster Computer« oder »Mein erstes Auto«. Ein Zwang ist aber leider nichts sonderlich Schönes. Wobei der Vergleich mit dem ersten Auto gar nicht so verkehrt ist: Denn genau wie die Rostlaube – für nur 800 Tacken, aus vierter Hand, nur noch 10 Monate TÜV – macht so ein Zwang vor allem eines: ständig Ärger.

Mein erster richtiger Zwang war ein Waschzwang. Ein solcher Waschzwang nimmt bei vielen Betroffenen ein ganz ähnliches Schema an und verläuft folgendermaßen: Der Zwangskranke hat Angst, sich selbst oder andere mit Bakterien, Viren oder Ähnlichem anzustecken oder gar Schlimmeres. Praktischerweise schlägt der Zwang direkt eine passende Gegenmaßnahme vor: Waschen und Desinfizieren. Möglichst oft.

Ich muss zugeben: Ganz schön unkreativ »gewählt« von meinem neurotischen Kopf. Denn ein Waschzwang ist für Zwangskranke so etwas wie ein Rückenleiden für Möbelpacker: Ziemlich verbreitet. Gehört quasi zum Beruf. Und ebenso, wie sich ein Rückenleiden bei Menschen, die viel schleppen, leicht erklären lässt, ist auch der Waschzwang einer der Zwänge, der für Außenstehende noch einigermaßen nachvollziehbar ist.

Denn sehr viele ganz »normale« Menschen haben Angst vor Keimen und Ähnlichem und waschen sich lieber einmal zu viel als einmal zu wenig. Der Unterschied zu Personen mit einem Waschzwang ist: Bei Letzteren nimmt das Waschen enorme Ausmaße an. Häufig sind vor allem die Hände und Arme betroffen. Und so war es auch bei mir.

Ich war vielleicht 16 oder 17 Jahre alt und begann aus irgendeinem Grund, die Angst zu entwickeln, ich könnte mich selbst oder jemand anderen mit irgendetwas anstecken, wenn ich mir nicht oft genug die Hände wasche. Was das denn konkret sein könnte, war mir damals wie heute nicht so ganz klar, aber dem Zwang war das relativ egal. Da draußen gibt es sicher Hunderte oder Tausende gefährlicher Viren und Bakterien – wird schon was Passendes dabei sein …

Ich erinnere mich noch gut daran, dass es besonders schlimm war, wenn ich mit Blut in Kontakt kam. Denn obwohl ich aus dem Biounterricht wusste, dass der HI-Virus gar nicht so einfach übertragen wird, schwang die Angst vor AIDS mit.

Was ist, wenn an meinen Händen ein bisschen Blut von jemandem mit HIV ist? Und ich jemand anderen anfasse, der eine kleine Wunde an der Hand hat? Und dann stecke ich den an... und so weiter. Kram, den Zwangskranke gerne denken. Die Angst vor HIV und AIDS war damals, wie ich später lernte, bei Zwangskranken sehr verbreitet. Sie ist es heute noch – aber vor zwanzig Jahren war die Immunkrankheit noch deutlich mysteriöser, weniger erforscht und auch schlechter zu behandeln. Ich war mit meiner Furcht also nicht alleine, vielen anderen Menschen ging es ganz ähnlich wie mir – nur wusste ich das leider nicht. Ich war ein wenig isoliert. Ich lebte auf dem Dorf, im Internet stand noch nicht so viel drin wie heute, und außerdem begriff ich gar nicht so richtig, dass ich nicht gesund war. Selbst wenn, mit wem sollte ich darüber reden?

Zu dieser Zeit entwickelte ich auch eine Abneigung gegen Münzen aller Art. Groschen, 50-Pfennig-, Markstücke – wer weiß, in wessen Händen die schon überall gewesen waren und welche schrecklichen Keime und Krankheiten auf ihnen lauerten?

Aber ich hatte ja bereits die Lösung für meine Ängste: Händewaschen. Und nach dem Händewaschen lieber noch mal Händewaschen, falls sie beim ersten Mal nicht richtig sauber wurden. Das große Misstrauen gegen sich selbst, das ganz bezeichnend für viele Zwangskranke ist, hat sich schon damals gezeigt. Also lieber noch ein drittes Mal die Hände waschen, dieses Mal mit noch etwas mehr Seife, nur zur Sicherheit, falls bei den ersten beiden Waschgängen doch irgendetwas schiefgelaufen ist und die Hände nicht komplett gereinigt wurden. Hinfort mit den bösen Keimen, Viren und Bakterien. Hinfort!

Menschen, die unter einem Waschzwang leiden, wissen, dass sich solche Handlungen nicht nur zwei oder drei Mal wiederholen können, sondern auch zehn Mal oder sogar dreißig Mal. In manchen Fällen ist der Waschzwang auch verknüpft mit einem Zählzwang oder anderen Ritualen, was die Aufgabe noch komplizierter macht. Diese lautet dann zum Beispiel so: Die Hände müssen absolut sauber werden, und zusätzlich darf die Zahl der Waschgänge auf keinen Fall ungerade sein. Sonst ist es »nicht richtig«. Im Extremfall steht der Zwangskranke dann einen halben Vormittag lang am Waschbecken.

Bei mir war es damals glücklicherweise nicht so extrem. Aber extrem genug, dass sich körperliche Folgen einstellten. Denn wenn Hände sehr oft mit Seife in Kontakt kommen, werden sie rau und rissig – da kann auch die beste Handcreme nicht mehr helfen. Besonders schlimm wurde es, wenn es draußen kalt war, oder bei starker Belastung der Hände. Ich hatte damals häufig Volleyball gespielt und musste ansehen, wie die Haut meiner durch das viele Waschen trocken gewordenen Hände regelmäßig einriss und immer wieder ein wenig

Blut zum Vorschein kam, wenn ich einen Ball annahm. Da es beim Volleyball leider von großem Interesse ist, den Ball häufig anzunehmen, zeigten sich schnell zarte rote Risse auf meinen Händen. Zum Glück konnte ich die feinen Blutspuren unauffällig abwischen, so dass niemand der Mitspieler etwas davon mitbekam. Denn wenn man an einem Zwang leidet, möchte man ihn meist möglichst gut verstecken. Weil man ja selbst am besten weiß, dass man sich sehr irrational verhält. Das ist der Kern jeder Zwangserkrankung. Der Zwangskranke *weiß*, dass er etwas übertrieben macht, doch er kann sich nicht dagegen wehren.

Also Verstecken. Das gelang mir ganz gut. Niemand bekam so richtig etwas mit. Vielleicht ab und an ein überraschtes »Wäschst du schon wieder die Hände?«, sonst nichts. Das lag auch daran, dass mein damaliger Waschzwang verhältnismäßig schwach ausgeprägt war. Verhältnismäßig bedeutet: Für eine normale Person habe ich meine Hände wirklich deutlich zu oft gewaschen (wenn ich schätzen müsste, bis zu vierzig Mal am Tag). Jemand, der unter einem sehr starken Waschzwang leidet, wird darüber aber nur lachen können.

Bei mir war es meist so, dass ich vor allem dann unbedingt die Hände waschen musste, wenn ich mit etwas »Unreinem« in Kontakt kam. Urin, Fäkalien, Blut. Klingt also erst mal nachvollziehbar und nicht sonderlich verrückt: Bei Kontakt mit Urin Hände waschen. Keine komplett abwegige Idee. Möchte man ab und an auch mal gerne einigen Kollegen auf der Herrentoilette hinterherrufen.

Aber ich habe natürlich weitergedacht – ähnlich wie bei den Münzen. Was ist mit den Gegenständen, die mit Urin, Fäkalien oder Blut Kontakt gehabt haben *könnten!?* Sie merken: Der Zwangskranke liebt den Konjunktiv! Hätte, hätte, Neurosenkette. Der Hahn des Waschbeckens. Das Handtuch. Die Klinke an der Badezimmertür. Alles wurde zur potenziellen Gefahr. Was ist, wenn der, der mir gerade die Hand gegeben hat, eben jemandem die Hand gegeben hat, der davor eine Klinke angefasst hat, die jemand angefasst hat, der gefährliche Viren an der Hand hatte. Also auch dann lieber noch mal die Hände waschen. Und genau an dieser Stelle wird es dann gefährlich. Oder krankhaft. Aber eben ganz typisch für einen Zwang.

Fünf Mal am Tag Hände waschen ist sicher sinnvoll, bei fünfzig Mal wird es schon ein bisschen schwieriger. Immerhin wäre ich damals sofort bereit gewesen, wenn ich spontan eine Notoperation hätte leiten müssen: Ich war durch das viele Händewaschen nahezu keimfrei. Lassen sie mich durch, ich bin zwar kein Arzt, aber ich habe seeeehr saubere Hände.

Mein erster Zwang verschwand dann nach einiger Zeit wieder. An den genauen Grund dafür kann ich mich nach so vielen Jahren nicht mehr erinnern, aber ich vermute sehr stark, es hing damit zusammen, dass ich mich nicht habe unterkriegen lassen. Dass der Zwang, auch wenn er ganz ohne Zweifel einen starken Einfluss hatte, mein Leben nicht vollständig bestimmen konnte. Typisch für einen fortgeschrittenen Zwangskranken wäre es gewesen, einfach nicht mehr zum Volleyball zu gehen und am besten alle Kontakte mit Menschen oder Münzen zu vermeiden, um so die Auswirkungen des Zwangs zu verstecken und keine neuen Keim-Risiken einzugehen.

Aber ich war jung, voller Energie und wollte mich ganz einfach nicht verstecken. Ich wollte verstehen, viel sehen, erfahren, bewahren.

Ich habe Dorffeste auf Wiesen besucht, auf denen es *keine* Waschbecken gab. Ich habe betrunken auch mal drei Stunden lang vergessen, mir die Hände zu waschen. Ich habe weiterhin Münzen berührt, weil ich mir eben etwas kaufen wollte. Und ich habe mit blutigen Händen weiter Volleyball gespielt. Die Lust auf Abenteuer und Abwechslung war größer als der Zwang.

Damals wusste ich noch nicht, dass ich an einer Zwangserkrankung litt, und ich wusste natürlich noch viel weniger, wie man sie hätte therapieren können. Doch ich habe ganz intuitiv das absolut Richtige gemacht: mich nicht einschränken lassen und weiterhin am Leben teilgenommen. Ich habe mich unangenehmen Situationen gestellt, in denen ich mir nicht so oft, wie ich vielleicht gewollt hätte, die Hände waschen konnte. Erst sehr viel später lernte ich, dass Experten dazu »Konfrontationstherapie« sagen.

So hat mein Kopf langsam wieder gelernt, dass überhaupt nichts passiert, wenn ich für ein paar Stunden auf meine übertriebenen Reinigungen verzichte. Dass ich niemanden anstecke. Dass die Welt nicht untergeht. Und so wusch ich mir wieder deutlich seltener die Hände, bis ich dann später, vielleicht mit 18 Jahren, wieder ein relativ normales Maß erreichte.

So was mag so ein Zwang übrigens überhaupt nicht. Er möchte wie ein nordkoreanischer Diktator regieren. Und er will, dass seine kranken Regeln eingehalten werden – jede Rebellion gegen seine Diktatur ist ihm ein Dorn im Auge.

Zwanzig Jahre später erscheint mir die Episode mit dem aufkommenden und wieder verschwindenden Waschzwang ein wenig wie der Beginn eines Horrorfilms:

Etwas Verstörendes taucht kurz auf der Leinwand auf und irritiert die Protagonisten. Aber sie vergessen es dann wieder und denken sich nichts dabei. Doch der

Zuschauer weiß schon: Das kommt garantiert wieder. Und zwar schlimmer. So war es auch mit meinen Zwängen.

Wenn man es weniger dramatischer ausdrücken möchte: Ich fahre bis heute mit der Rostlaube Zwang in der Gegend herum. Und ständig ist irgendwas kaputt.

Wildwuchs im Neurosengarten

Machen wir einen großen Sprung und schauen, wie es heute, gut zwei Jahrzehnte später, bei mir aussieht.

Der Zwang – oder vielmehr: die Zwänge kamen mit der Zeit tatsächlich wieder. Nicht sofort und unmittelbar, eher schleichend. Blöd nur: Sie wurden in den letzten 20 Jahren immer stärker. Was für mich vor allem bedeutete, dass sich ihr Einflussgebiet vergrößerte. Vom Händewaschen auf nahezu alle Bereiche meines Lebens. Kaum etwas in meinem Alltag ist heute zwanglos – außer ab und an der Dresscode auf einer Einladung. Im Gegenteil: Die Zwänge schränken mich zum Teil ziemlich stark ein und sind sehr belastend geworden. Jeder neue Tag ist für mich ein neuer Kampf gegen sie geworden.

Tja, was soll ich sagen. Insgesamt könnte man diese Entwicklung so zusammenfassen: doof gelaufen. Würde mich mein Lektor in diesem Buch Smileys verwenden lassen, würde ich jetzt den Traurigen mit dem tränenden Auge einfügen.

Und doch: In allem Schlechten steckt meist auch etwas Gutes. Und für dieses Buch ist meine Entwicklung ja gar nicht so unvorteilhaft. Denn wenn ich nur diesen einen Waschzwang in meiner Jugend gehabt hätte, was für ein ödes Leseerlebnis wäre das hier bitte geworden?

»Guten Tag, mein Name ist Peter Wittkamp, ich hatte früher mal einen Zwang, den habe ich aber erfolgreich bekämpft, bis er verschwand, und nun ist alle wieder gut. Danke, dass Sie mein Buch gelesen und vor allem bezahlt haben. Schönen Tag noch.«

* * *

Nein. Es lief anders. Ganz anders.

Sven Regener, der Sänger der Band *Element of Crime*, singt in dem Song »Straßenbahn des Todes« die Zeilen

»Wo die Neurosen wuchern/
Will ich Landschaftsgärtner sein.«

Allerdings meint er diese Zeile, wenn ich sie richtig deute, in einem positiven Sinn – als eine Ode an die liebenswerten Spleens, die wir alle haben. »Wuchernde Neurosen« sind ihm etwas Begehrenswertes, Schönes, Romantisches. Fast kann man sich bildlich vorstellen, wie die Neurosen dekorativ eine leicht verwitterte rote Backsteinwand hinaufranken und im Frühling in den schönsten Farben blühen.

So idyllisch wie in diesem Lied lief es bei mir leider nicht. Zwar wucherten in den letzten zwanzig Jahren auch bei mir die Neurosen. Nur war das nichts Begehrenswertes, Schönes oder Romantisches, sondern etwas Destruktives, Einengendes und Furchtbares. Denn die Neurosen wuchsen bei mir so stark, dass es für andere Pflanzen in meinem Garten langsam eng wurde. Sie waren keineswegs dekorativ, sondern einfach nur Unkraut, das den Nährboden für andere Gewächse raubte.

Ich benötigte also ebenfalls einen Landschaftsgärtner. Nur nicht den romantisierenden Sven Regener – sondern einen mit einer dicken Machete, der sich mit mir durch das Dickicht kämpft und das Unkraut beseitigt. Klar, wir sprechen über einen Therapeuten. Den ich – viel zu spät, aber immerhin – vor einigen Jahren dann auch endlich aufsuchte.

Wie es von einem »simplen« Waschzwang zu einem Garten voller Neurosen kam, davon möchte ich in diesem Buch berichten. Und natürlich davon, wie mein Landschaftsgärtner und ich versuchen, Ordnung in das Dickicht zu bringen. Oder welche Mittel helfen können, damit sich erst gar keine Neurosen im Garten heimisch fühlen.

Aber an dieser Stelle möchte ich vor allem schildern, woran ich aktuell leide. Damit Sie gleich zu Beginn einen kleinen Einblick in mein Leben bekommen. Oder wie man in einem Meeting so unschön sagen würde: Damit wir alle auf dem gleichen Stand sind!

***

Es gibt ein paar wenige Zwangskranke, die nur an einem einzigen Zwang leiden. Das ist dann meist ein großes Thema, das ihr Leben dominiert und stark einschränkt. Ich hingegen leide an sehr vielen Zwängen ganz unterschiedlicher Art. Wenn man es positiv formulieren würde, könnte man sagen, der Zwang ist bei mir eine Lebenseinstellung. So wie bei anderen Menschen radikaler Tierschutz oder eine politische Agenda.

Meine Zwänge sind etwas, das ich nicht nur wie ein Hobby – abends von halb sieben bis acht – ausübe, sie begleiten mich den ganzen Tag. So, wie ein Leistungssportler nicht aufhört, ein Leistungssportler zu sein, nur weil er gerade nicht trainiert oder sich im Wettkampf abmüht. Im Gegenteil, der Leistungssport definiert meist auch einen großen Teil der übrigen Zeit. Wie er sich ernährt, wie er sich mental stärkt, wann er schlafen gehen muss, mit wem er sich trifft, wann er Urlaub machen kann, wie er sein Geld verdient, vielleicht sogar die Partnerwahl.

Ähnlich ist es bei mir und vielen anderen Zwangskranken: Das Leiden hat uns mehr oder weniger im Griff und beeinflusst sehr viele Aspekte unseres Lebens. Bei nahezu allem, was ich mache, überlegt sich mein Zwang, wie er mich dabei am besten stören könnte. Wie er das, was ich gerade mache, unter seine Fittiche bekommen könnte. Er will alles beeinflussen. Manchmal träume ich sogar von meinen Zwängen.

Der Zwang ist sozusagen zu meinem Lifestyle geworden. Das Wort gefällt mir sehr gut, obwohl es eigentlich in mehrfacher Hinsicht unpassend ist. Einen Lifestyle sucht man sich normalerweise aus – ich nicht. Zudem ist ein Lifestyle meist etwas, das einem gut gefällt. Auch nicht der Fall. Trotzdem beschreibt das Wort sehr treffend, wie umfassend sich der Zwang in meinem Alltag ausbreitet. Ich bin mir sicher, dass es andere mit dieser Krankheit ähnlich empfinden. Vielleicht entwerfe ich für uns irgendwann mal eine T-Shirt-Kollektion mit dem Spruch »My Lifestyle is OCD«.

Das ist übrigens die Abkürzung der englischsprachigen Bezeichnung von Zwangskrankheit. Nicht zu verwechseln mit OCB – das sind Blättchen für selbstgedrehte Zigaretten. OCD steht für **O**bsessive-**c**ompulsive **d**isorder, also frei übersetzt »Besessen-zwanghafte Funktionsstörung«. Da ist OCD doch ein bisschen griffiger.

Ich werde den Begriff übrigens ab sofort häufiger

verwenden, einfach, damit hier nicht so oft das Wort
»Zwang« hintereinander steht. Das liest sich nicht so
schön und es juckt meinen Lektor in den Fingern,
wenn er das Wort Zwang zu häufig liest (wobei mir der
Gedanke gut gefällt, dass es sein Zwang sein könnte,
das Wort »Zwang« möglichst oft zu streichen). Abgesehen davon klingt »I have OCD« deutlich besser als »Ich
leide unter einer Zwangsstörung«. Englisch ist halt einfach immer ein bisschen cooler – selbst bei psychischen
Störungen.

But now butter to the fishes: zurück zu meinen Zwängen. Es gibt Hunderte, vielleicht sogar Tausende ver-
schiedener Arten, an OCD zu leiden. Meist unterscheiden sich diese Tausenden Arten noch einmal in
Hunderttausende, ganz persönliche Ausprägungen bei
den Menschen, die darunter leiden. Zwänge sind sich
zwar oft sehr ähnlich, aber doch ist jeder individuell.
So wie Schneeflocken. Es gibt allerdings eine Art Klas-
sensystem: ein paar wenige Kategorien, in die sich fast
alle Arten von Zwängen unterordnen lassen. Wir werden diese Kategorien später in diesem Buch noch genauer kennenlernen. »Reinigungs- und Waschzwänge«
sind zum Beispiel eine dieser Überkategorien. Mein
Waschzwang wäre hier gut aufgehoben, aber zum Beispiel auch der Zwang, die Küche oder das Bad absolut
keimfrei zu halten.

Diejenigen Zwänge, unter denen ich heute am meisten leide, fallen jedoch unter zwei andere Hauptkategorien: Es handelt sich um »Kontrollzwänge« und »magisches Denken«. Kontrollzwänge zählen eher zu den Zwangshandlungen, während magisches Denken – wie der Name schon andeutet – zu den Zwangsgedanken zählt. Keine Sorge, den Unterschied zwischen diesen beiden Arten von Zwängen werden wir uns später ebenfalls noch genauer anschauen. Etwas vereinfacht könnte man aber sagen: Zwangshandlungen führt man aus, Zwangsgedanken spielen sich eher im Kopf ab.

Jetzt habe ich an dieser Stelle ganz schön viele Kategorien eingeführt. Zur Sicherheit hier noch einmal ganz verständlich: Zwangserkrankungen lassen sich in Zwangshandlungen und Zwangsgedanken unterteilen. Innerhalb dieser beiden gibt es ein paar Schubladen, in die sich die meisten Zwänge einordnen lassen.

Nehmen wir uns den Kontrollzwang vor. Ein solcher Zwang hat nichts damit zu tun, dass man andere Menschen kontrollieren möchte wie ein Puppenspieler seine Figur oder ein Stalker sein Opfer. Er dreht sich in den meisten Fällen darum, dass man Angst davor hat, eine Katastrophe auszulösen oder zumindest nicht verhindern zu können, weil man etwas übersehen hat oder anderweitig nachlässig war. Aus diesem Grund kontrolliert man lieber noch mal schnell …

Prominentester Vertreter des Kontrollzwangs – ein richtiger Superstar unter den Zwängen – ist der Drang, immer und immer wieder nachzuschauen, ob der Herd auch wirklich aus ist. Kontrollzwänge sind eine ungeheuer weit verbreitete Art von OCD und zeigen sehr viele Ausprägungen. Ihnen gemeinsam ist die Angst, nicht richtig gehandelt zu haben, Sorge darum, die Kontrolle über etwas verlieren zu können – und damit verbunden die Zwangshandlung, immer und wieder eine bestimmte Sache zu überprüfen. Ist das Fenster zu? Ist der Herd aus? Habe ich das Auto abgesperrt? Tritt hier irgendwo Gas aus?

Die vermeintliche Katastrophe, vor der sich die Betroffenen fürchten, kann verschiedene Formen haben: zum Beispiel ein Brand, ein Todesfall, ein Unfall, eine Verletzung, eine Explosion, ein Einbruch, eine Vergiftung – aber auch bisweilen etwas weniger dramatische Formen wie eine Kündigung auf der Arbeit oder ein verpasster Termin. Dabei neigen wir Betroffenen oft dazu, immer die schlimmstmöglichen Folgen anzunehmen. Wir sind Zwangspessimisten. Der Wasserkocher, der versehentlich angelassen sein könnte, führt also ganz bestimmt und unbedingt zu einem Brand, der die komplette Wohnung vernichtet und außerdem noch mindestens vier Nachbarn durch die Rauchvergiftung mit in den Tod reißt. Wenn so etwas geschähe, würde sich der Zwangskranke doch bestimmt ein Leben lang schuldig fühlen und sicher nie wieder glücklich. Und da ist es doch nicht zu viel verlangt, noch mal ganz schnell zu schauen, ob der Wasserkocher wirklich, wirklich, wirklich aus ist. Zum achtzehnten Mal.

Meine Kontrollzwänge haben im Grunde genau dieses Muster. Nur dass ich vor einiger Zeit den Wasserkocher bei uns zu Hause abgeschafft habe und durch einen ganz altmodischen Teekessel ersetzt habe. So muss ich nur noch den Herd kontrollieren, wenn ich das Haus verlasse, und nicht mehr Herd UND Wasserkocher.

Auch bei mir geht es meist um die Angst, schuld zu sein, dass jemand tödlich oder zumindest schwer verunglückt, weil ich etwas unterlassen habe. Nur beschränkt sich dieser Zwang bei mir leider nicht bloß auf Gefahren im Haushalt, sondern hat sich nach und nach immer mehr ausgeweitet, so dass er die bizarrsten Formen annehmen kann.

Situationen, die anderen Menschen vollkommen harmlos und gewöhnlich erscheinen, sehe ich als Gefahren. Ich denke stets: Was wäre die schlimmstmögliche Folge?

Selbst eine einfache Tomate, die jemandem auf der Straße aus der Einkaufstasche gefallen ist, löst bei mir folgende Gedankenkette aus: Was ist, wenn jemand drauftritt? Was ist, wenn dann eine rutschige Fläche entsteht? Was ist, wenn dann jemand darauf ausrutscht? Was ist, wenn er sich dabei schwer verletzt oder sogar das Genick bricht?

Das ist zwar unwahrscheinlich, aber nicht vollkommen unmöglich. Da ist es doch besser, die Tomate schnell aufzuheben und in den nächsten Mülleimer zu werfen. Dann gehe ich ein paar Meter weiter, sehe eine Bananenschale, und alles geht von vorne los. Ich wäre ein prima Straßenreiniger geworden.

Aber es ist mein voller Ernst: Ich *muss mich überwinden*, weiterzugehen, wenn ich Obst auf der Straße sehe. Gerade in Berlin kein seltener Anblick. Und wenn schon Früchte auf der Straße eine Bedrohung darstellen, sieht man noch ganz andere Gefahren. Zum Beispiel Flaschen, die in der Nähe von Autoreifen liegen. Ein Auto könnte drüberfahren, die Flasche zerbrechen, die Scherben in den Reifen eindringen, der Reifen bei schneller Fahrt platzen, das Auto verunglücken… Zack: große Katastrophe. Es ist mir zwar immer ein bisschen peinlich, diese Flaschen aufzuheben, weil ich damit vor Passanten ein bisschen wie ein Obdachloser wirke, der gerade acht Cent reicher geworden ist, aber die »drohende« Katastrophe zwingt mich dazu.

Ein weiteres Beispiel: Wenn es irgendwo nach Rauch riecht, kontrolliere ich, ob ein Feuer ausgebrochen ist und ich die Feuerwehr rufen müsste. So weit eigentlich normal und vernünftig. Das Problem ist, dass ich schon über tausendmal gedacht habe, es könnte hier doch ein kleines bisschen verbrannt riechen – und nie war es tatsächlich so.

Ich traue meiner Nase deshalb nicht mehr. Ich nehme Gerüche wahr, die es gar nicht gibt. Und alles nur wegen der Angst, ein Feuer aus Nachlässigkeit nicht bemerkt zu haben.

Ich kann die Probleme am Berliner Flughafen gut nachvollziehen. Würde man mich ein solches Gebäude bauen lassen, wäre ich auch erst mal jahrelang mit dem Brandschutz beschäftigt.

Ähnlich problematisch ist es bei mir übrigens auch, wenn es irgendwo nach Gas riecht. Oder anders ausgedrückt: nach Gas riechen *könnte*. Ich habe dann große Schwierigkeiten, mich von diesem Ort zu entfernen. In mir steigt der Drang, immer und immer wieder zu überprüfen, ob es hier nicht doch irgendwie komisch riecht. Oder jemandem Bescheid zu sagen, der an diesem Ort verantwortlich ist, um die Last und »Verantwortung« von meinen Schultern zu nehmen. Übrigens: Noch bis in die 1920er Jahre gab es tatsächlich den Beruf des Gasriechers. Menschen mit sehr sensiblen Nasen, die undichte Gasrohre erschnüffeln mussten, um Explosionen zu vermeiden. Das wäre vielleicht auch etwas für mich gewesen.

Aber es sind nicht nur Feuer, Gas oder glitschige Tomaten, die mir Sorgen bereiten. Ich sehe in allem immer die größtmögliche Gefahr. Wenn ich irgendwo offene Stromkabel sehe, würde ich am liebsten den Finger dranhalten, um zu prüfen, ob kein Strom drauf ist und sie niemandem gefährlich werden können.

Wenn ich eine fremde Wohnung betrete, untersuche ich sie zwanghaft nach möglichen Gefahrenquellen, vor denen ich die Bewohner warnen »muss«. Daher besuche ich Freunde und erst recht Fremde eher ungerne zu Hause.

Wenn ich von jemandem gebeten werde, im Urlaub die Blumen zu gießen, muss ich ablehnen. Das wirkt dann, als wäre ich kein bisschen hilfsbereit, dabei ist eigentlich das Gegenteil der Fall: Ich lehne ab, weil ich eben weiß, dass ich neben den fünf Minuten für die Blumen noch eine Stunde brauchen würde, um die Wohnung meiner Freunde ordentlich auf Gefahren zu überprüfen. Nur: Erklären kann ich das selten, weil ich sonst ja über meine Krankheit reden müsste. Auf Reisen meide ich übrigens Airbnb & Co. und wähle immer ein Hotelzimmer. Da ist alles standardisiert, nicht so chaotisch, meist professionell gewartet, es gibt Rauchmelder. Außerdem gibt es in Hotelzimmern erfreulich wenig Herdplatten. Wenn es nach mir ginge, sollten Hotels das bei der Zimmerausstattung mit bewerben: »TV, Badewanne, Zimmerservice, gratis WLAN, Minibar, *kein Herd*«.

Wenn ich sehe, dass auf dem Spielzeug meines kleinen Sohnes eine kaum sichtbare Folie angebracht ist, die Babys leicht in den Mund nehmen könnten, denke ich nicht: »Puh, noch mal Glück gehabt. Gut, dass ich das gesehen habe.«

Ich denke: »Was ist, wenn andere Eltern die Folie nicht erkennen. Soll ich den Hersteller anschreiben? Er sollte doch besser Warnhinweise auf das Spielzeug kleben!« Dann fange ich an zu googeln, wie viele Kinder im Jahr an Plastikfolienschnipseln ersticken, und brauche manchmal einen halben Tag, um den Gedanken an die Gefahren in anderen Kinderzimmern zu verdrängen.

Ich könnte an dieser Stelle noch Dutzende Absätze mit »Wenn ich …« bringen, aber mein Lektor meint, das sei für den Anfang genug. Sie würden schon verstehen, was gemeint ist. Außerdem hätten wir ja noch ein paar Seiten vor uns.

Zurück zum Kontrollzwang: Vielleicht ist Ihnen aufgefallen, dass ich mich häufig für Dinge verantwortlich fühle, die überhaupt nicht in meinem Verantwortungsbereich liegen. Ich übertreibe es mit der Vorsicht und dem Gedanken »Was wäre, wenn …«. Der Kontrollzwang lässt mich überreagieren und überängstlich sein. Das »Es könnte aber doch sein, dass …« nimmt überhand. Mein Kontrollzwang hat mich deshalb schon sehr viel gekostet. Mehrere Monate oder vielleicht sogar eher Jahre an Lebenszeit. Er hat mich auch in immens peinliche Situationen gebracht. Doch davon später mehr.

*＊＊

Meine zweite große Zwangs-Baustelle neben den Kontrollzwängen ist das sogenannte »magische Denken«. Was ist das? Ganz einfach erklärt, ähnelt es dem, was passiert, wenn Leute drei Mal auf Holz klopfen: Sie haben einen »schlimmen« Gedanken geäußert (»Wenn der Opa mal sterben sollte…«), der ein unangenehmes oder komisches Gefühl zur Folge hat (»Was wäre, wenn das wirklich passiert, kurz nachdem ich es gesagt habe…«). Sie kennen das: Man klopft deshalb »zum Ausgleich« drei Mal auf Holz und hat den bösen Gedanken damit unschädlich gemacht.

Ein Fußballer, der nur dann ein gutes Gefühl beim Spiel hat, wenn er zuerst seinen linken Schuh anzieht, denkt ebenfalls »magisch«. Beide, der Holzklopfer und der Fußballer wissen, dass sie einfach nur ein wenig abergläubisch sind. Der »schlimme Gedanke« wird eintreten oder nicht eintreten, unabhängig davon, ob auf Holz geklopft wurde. Und der Fußballer hat schon hohe Niederlagen erlebt, obwohl er auch vor diesen Spielen den linken Schuh zuerst angezogen hat. Die Reihenfolge hat keinen nachweisbaren Einfluss auf die Partie. Trotzdem beruhigen beide Handlungen irgendwie – das Klopfen und das Schuhritual. Beides ist vollkommen harmlos, man könnte es jedoch als ganz leichte Form oder Vorstufe eines Zwangs beschreiben. Boris Becker berichtet in einem Interview mit Benjamin von Stuckrad-Barre[1], dass er immer zuerst mit dem rechten Fuß auf den Rasen getreten ist. Im Jahr 1986 in Wimbledon hat es auf jeden Fall gewirkt. Aber wäre sein Ritual wirklich so mächtig gewesen, hätte er von da an jedes Turnier gewinnen müssen. Hat er aber nicht.

Es gibt wirklich kaum jemanden, der solche Formen von leichtem Aberglauben oder bestimmten Ritualen nicht kennt. Beliebt und sehr verbreitet sind auch kleine Wetten mit sich selbst. Zum Beispiel »Wenn die nächsten drei Ampeln grün bleiben, wird es ein guter Tag«. Es gibt sogar eine Website – spleen24.tumblr.com –, bei der man eine Zeit lang seine Marotten einsenden konnte. Es sind wirklich großartige Perlen dabei. Hier sind als Kostprobe drei dieser anonym veröffentlichten Spleens, die eng mit dem magischen Denken verwandt sind:

»Bevor ich den Wasserkocher benutze, muss ich immer eventuell noch vorhandenes Restwasser ausschütten.

---

1 Der wiederum selbst in einem anderen Interview berichtet, kleine Zwangshandlungen auszuführen. Unter anderem: »Treppenstufen zählen. Beim Verlassen des Hauses zwanghaft den Briefkasten der Nachbarn berühren müssen.«

Wenn kein Restwasser im Kocher ist, fülle ich etwas Wasser rein und schütte es dann aus.«

»Bei Zeitungen und Zeitschriften nehme ich grundsätzlich nicht das erste oder zweite Heft auf dem Stapel, sondern mindestens das dritte, noch lieber eins von weiter unten. Auch bei Einkäufen aus dem Supermarktregal kann ich nicht den vorne stehenden Artikel nehmen, sondern greife immer zu einem, der weiter hinten steht.«

»Vorm Zubettgehen schalte ich den Fernseher genau dann erst aus, wenn ich die Sender kurz nach einem schönen ›Wimmelbild‹ oder positiven Bildern durchsucht und gefunden habe!«[2]

Leider fehlt bei allen drei Beispielen die Ergänzung, was passiert, wenn sie ihrem Spleen *nicht* nachgeben. Wenn sie also den Wasserkocher einfach mit dem Restwasser anstellen, wenn sie direkt zur ersten Packung im Regal greifen oder wenn sie den Fernseher genau in dem Moment ausschalten, in dem ein ganz furchtbares Bild gezeigt wird. Ich vermute, ein leichtes bis starkes Unwohlsein, würde aber schätzen, dass diese drei Fälle eher zu den harmlosen Spleens zählen. Doch mit Sicherheit

---

2 Fällt mir übrigens auch schwer, den Fernseher bei einer düsteren Szene auszuschalten.

lässt sich das leider nicht sagen. Denn je nachdem, wie unmöglich es den Menschen es ist, solche Spleens zu unterlassen, könnte man bereits von einem Zwang sprechen. Die Dosis macht das Gift.

Wenn es Ihnen zum Beispiel niemals möglich ist, das erste Produkt aus einem Regal zu nehmen, weil sonst etwas ganz Schlimmes passiert, deutet das stark auf einen ausgewachsenen Zwang hin. Genauer: auf Magisches Denken.

Unter Zwangskranken ist diese Kategorie von Zwängen sehr verbreitet. Das Ganze funktioniert meist genau wie in dem eben genannten Beispiel. Wenn ich dies oder das mache oder unterlasse, hat das bestimmte Auswirkungen. Meist sind diese Auswirkungen von den betroffenen Personen äußerst unerwünscht. Auch hier sind Tod, Unfälle und schwere Verletzung als Konsequenzen stark vertreten. Der Zwang liebt einfach Themen, die uns große Angst machen.

Typische Beispiele für magisches Denken sind Verknüpfungen wie diese:

- Wenn ich diesen Gegenstand berühre, stirbt jemand, den ich mag.
- Wenn ich die Zigarette nicht genau fünf Mal ausdrücke, gibt es bald einen Brand in meiner Wohnung.
- Wenn ich meinem Kind nicht über den Kopf streichle,

bevor es das Haus verlässt, könnte ihm etwas zustoßen.

- ...

Manchmal muss die Konsequenz gar nicht genau beschrieben sein, aber der Zwangskranke »weiß«, dass es
irgendwie etwas Fürchterliches oder zumindest nichts
Gutes sein wird.

Genau solche Gedanken sind es, worunter ich neben
meinen Kontrollzwängen am meisten leide. Verknüpfungen von zwei Dingen, die absolut nichts miteinander
zu tun haben, einem aber trotzdem Angst machen.

Im Onlinelexikon für Psychologie und Pädagogik
habe ich eine gute Definition dafür gefunden:

> *»Magisches Denken im allgemeinen psychologischen*
> *Sinn ist somit der zwanghafte Glaube eines Men-*
> *schen, dass seine Gedanken, Worte oder Handlungen*
> *auf magische Weise ein bestimmtes Ereignis hervor-*
> *rufen oder verhindern können.«*

Ich und viele andere Zwangskranke wissen, dass diese
Gedanken, Worte und Handlungen im Grunde nichts
mit den befürchteten Ereignissen zu tun haben. Wir
haben nur Angst, es könnte halt doch irgendwie verknüpft sein.

Wir sind wie der Fußballer mit seinem linken Schuh –
nur dass der Aberglaube viel intensiver in unser Leben
eingreift und die von uns befürchteten Konsequenzen
deutlich dramatischer sind als ein verlorenes Fußball-
spiel. Der Zwang packt uns genau da, wo die größten
Ängste liegen.

Manchmal, wenn ich im Supermarkt bin, fallen mir
bei bestimmten Produkten, zu denen ich gerade greifen möchte, Menschen ein, die ich mit diesen Artikeln verbinde. Dieses Schlemmerfilet à la Bordelaise
gab es doch immer bei Tante Judith. Diese Nudeln isst
doch Onkel Volker so gerne. Und dann meldet sich der
Zwang mit magischem Denken bei mir und flüstert mir
ins Ohr: »Wenn du das Schlemmerfilet kaufst, stirbt
Tante Judith. Und wenn du die Nudeln mitnimmst,
passiert Onkel Volker ein Unglück.«

Mein Kopf weiß ganz genau, dass Tante Judith nicht
wegen eines fucking Schlemmerfilets in einem Hunderte Kilometer entfernten Supermarkt sterben wird.
Der Kauf eines Schlemmerfilets ist maximal mit dem
Ableben eines Alaska-Seelachses verbunden. Es existiert
einfach keine Verbindung zwischen dem Kauf von Tief-
kühlfisch und dem Tod eines Menschen. Aber ich weiß
auch genau, dass ich mich unwohl fühle, wenn ich das
Produkt in den Einkaufswagen lege. Ich habe einfach
keine Lust auf diesen Gedanken, und der Verzicht auf

das Schlemmerfilet ist der einfachste Weg, ihn abzuschütteln. An schlechten Tagen verzichte ich dann tatsächlich auf den Kauf. Kurzfristig werde ich den aufdringlichen Gedanken los, langfristig merkt der Zwang sich solche Schwächen und zeigt sich in Zukunft öfter. Richtig ärgerlich ist es, wenn ich mir etwas sehr Schönes und Teures kaufen möchte, auf das ich mich sehr freue, und der Zwang ruiniert es, indem er das Produkt negativ besetzt und mir sagt: Kauf das nicht, sonst passiert was. Schade. Dann gibt es eben keinen Porsche für mich.

Ich habe magische Gedanken dieser Art leider sehr häufig und bei den unterschiedlichsten Tätigkeiten. Auch während meiner Arbeit am Computer und auf jeder einzelnen Seite, die ich an diesem Buch schreibe. Ich denke dann: Wenn ich dieses Wort benutze, das mich an jene Person erinnert, passiert ihr etwas Schlimmes. Ich weiß ganz genau, dass das Blödsinn ist. Aber manchmal ist es bequemer für mich, das Wort dann einfach zu vermeiden und durch ein anderes zu ersetzen. Sicher ist sicher. Und ich bin dann wieder den unangenehmen Gedanken los. Dieses Verhalten aber merkt sich der Zwang ebenso wie das nicht gekaufte Schlemmerfilet. Er wird dadurch stärker. Er ernährt sich davon. Nicht direkt vom Schlemmerfilet, aber von meiner Schwäche.

Ich habe diese Verknüpfungen auch oft beim Liken von Beiträgen in sozialen Netzwerken. Mein Zwang diktiert mir: »Wenn du das mit ›Gefällt mir‹ markierst, dann passiert der Person etwas.« Jetzt, wo ich in diesem Buch offen über mein OCD rede, kann ich meinen Freunden und Bekannten endlich mal sagen: Entschuldigt, dass ich so selten auf »Gefällt mir« klicke und nur ganz selten Herzchen vergebe. Aber wenn ich es gemacht habe, war es etwas ganz Besonderes, weil ich mich für jedes einzelne Mal immer ein wenig überwinden musste.

Sie merken: Magisches Denken kann äußerst unangenehm sein. Es ist so was wie das Crack unter den Zwängen: Es sorgt sehr schnell für massive Schäden, und es ist verdammt schwer, davon loszukommen, wenn man einmal damit angefangen hat.

Was es noch schlimmer macht: Es ist hochgradig peinlich, und man denkt, man wäre der einzige Mensch auf der Welt, der so verrückte, erschreckende Gedanken hat. Dem ist aber nicht so. Es gibt viele Personen, denen es ganz genauso geht. Sogar im britischen Parlament. Dort hat der Abgeordnete Charles Walker im Jahr 2012 sehr offen über seine Zwangsstörung gesprochen. Neben einem Zählzwang und der Angst vor Verunreinigung leidet er ebenfalls an magischem Denken. Während einer Debatte über psychische Gesundheit sagte er:

»Ich bin seit fünf Jahren einigermaßen gesund, doch
genau dann, wenn man unachtsam wird, kommt
dieser aggressive Freund und schlägt einen mitten
ins Gesicht. Ich war neulich im Urlaub und machte
ein wunderschönes Foto von meinem Sohn, der eine
Angel trug. Da war mein wunderschöner Sohn,
der eine Angel trug. Ich glühte vor Stolz, und dann
begann die Stimme: › Wenn du dieses Foto nicht
löschst, wird dein Kind sterben.‹ Man kämpft einige
Stunden gegen diese Stimmen an und weiß, dass
man ihnen auf keinen Fall nachgeben sollte, weil sie
nicht da sein sollten und weil nichts passieren wird,
aber letztlich riskiert man nicht das Leben seines
Kindes, also gibt man den Stimmen nach und fühlt
sich dann ziemlich elend.«[3]

Hier zeigt sich haargenau dieselbe Mechanik wie bei
mir und vielen anderen Menschen, die von magischem
Denken betroffen sind. Mit genau demselben schalen
Gefühl. Einem Gefühl der Angst, obwohl man erkennt,
dass alles an dieser Angst irrational ist. Bei ihm war
es das Foto, bei mir ein Facebook-Like, ein Produkt
im Supermarkt oder was auch immer der Zwang sich
gerade aussucht und negativ auflädt. Charles Walker
nannte es in einem späteren Interview treffend »Hun-

---

3 Zitiert nach David Adams, Zwanghaft – Wenn obsessive Gedanken
unseren Alltag bestimmen, dtv Verlag 2016, S. 230 f.

derte kleiner Erpressungen, jeden Tag«. Für mich ist es sehr erleichternd zu wissen, dass ich mit diesen quälenden Gedanken nicht alleine bin. Und ja, ich kann bestätigen: So etwas kann tatsächlich mehrere Hundert Mal am Tag passieren.

Darf ich also vorstellen: Die beiden großen Arten von Zwängen, die mich heute, zwanzig Jahre nach dem Waschzwang, beschäftigen: Kontrollzwang und magisches Denken. Ab und an mischen sie sich auch ein wenig oder es treten noch andere Zwänge aus ganz anderen Schubladen hervor. Ein wesentliches Charakteristikum der Krankheit ist definitiv, dass vieles nicht so ganz scharf voneinander abzugrenzen ist.

Doch auch diese beiden allein reichen völlig aus, um mich ganz schön zu fordern. Ab und an ist es kaum auszuhalten. Ich muss manchmal an ein Computerspiel denken. Bevor man das Spiel startet, kann man häufig den Schwierigkeitsgrad auswählen. *Easy, normal, hard* oder *ultra-hard*. Durch meine Zwänge habe ich das Gefühl, niemals ein Level meines Lebens in »Easy« spielen zu können. Auch wenn mir etwas liegt und es mir eigentlich sehr leichtfällt, wird es durch meine Zwangskrankheit automatisch eine Stufe schwieriger. »Easy« wird »normal«, »normal« wird »hard«, und »hard« wird »ultra-hard«. »Ultra-hard« traue ich mich erst gar nicht anzuwählen. Bin ja nicht verrückt.

Das bedeutet aber nicht, dass mein Leben immer schlecht ist. Gar nicht. Es ist nur oft sehr anstrengend und manchmal voller Sorgen. Ich erinnere mich an einen Satz, den ich vor einiger Zeit zu dem Mann mit der Machete, meinem Therapeuten, sagte: »Dafür, dass ich so wahnsinnig viele Zwänge habe, habe ich eigentlich ein ziemlich gutes Leben!« »Ja«, antwortete er und lachte. Und dann gingen wir wieder in den Garten und besprachen, welche Neurose wir diese Woche etwas stutzen wollten.

Begleiten Sie mich ein Stück

Ich habe lange überlegt, wie ich meine Krankheit am besten erkläre. Einen ersten Einblick haben Sie ja im vorherigen Kapitel schon bekommen. Aber wie wirkt sich das im Alltag aus? Wie lebt es sich mit Zwang? Wie belastend ist das?

Ich habe zur Recherche natürlich auch andere Bücher von Zwangskranken gelesen, und was mich dort ab und an gestört hat, war, wie zögerlich darüber berichtet wurde, wie sich die Zwänge genau äußern. Ich als Leser und Betroffener wollte immer möglichst schnell wissen, wie sich das Leiden denn nun im Alltag auswirkt. Für mich ist es wahnsinnig spannend, zu lesen, unter welchen Zwängen andere Menschen leiden.

Jetzt, da ich selbst ein Buch über Zwänge schreibe, merke ich, wie schwierig es ist, darüber zu sprechen. Es ist leider nicht so, dass Zwänge immer ganz einfach erklärbar sind. Also zum Beispiel: »Mein Zwang ist, alles immer exakt fünf Mal berühren zu müssen. Das mache ich dann, und dann ist auch wieder gut.« So etwas gibt es natürlich auch, aber oft ist es weitaus komplizierter. Es fällt sehr schwer, Zwänge in Worte zu fassen.

Oft denkt man: »Das ist eben so.« Weil man selbst das Zwangssystem schon lange, lange Zeit angenommen hat und es für ganz natürlich hält.

Es gibt häufig komplizierte »Regeln«, die meist nur der Betroffene genau versteht. Bisweilen versteht man sie aber nicht einmal selbst. Manche Menschen mit Waschzwang können zum Beispiel nicht so genau sagen, warum sie bestimmte Dinge als »schmutzig« wahrnehmen, andere aber überhaupt nicht. Warum können sich manche vor Wasserhähnen oder Waschbecken unglaublich ekeln, sich aber ohne Probleme den Hintern abwischen.

Diese merkwürdigen Regeln, die man meist selbst nicht ganz versteht, mischen sich im Moment eines akuten Zwangs mit komplizierten Gedankenketten. Hinzu kommen Gefühle wie Angst, Sorge und Stress. Garniert wird das Ganze dann häufig mit dem eigenen Widerstreben gegen die Regeln des Zwangs, so dass im Kopf ein ziemlich bunt gemixter Neuronen-Cocktail entsteht. Und dessen Rezept ist nur sehr schwer zu beschreiben. Aber ich werde zumindest versuchen, Ihnen zu sagen, wie er schmeckt, um in diesem Bild zu bleiben.

Dazu ist mir vor Kurzem auf dem Weg zu einer Buchvorstellung eine Idee gekommen. Ich nehme Sie einfach mal mit. Von meiner Wohnung bis zur Lesung. Kommen Sie! Haken Sie sich ein und begleiten Sie mich ein Stück. Wir flanieren. Sie, ich und meine Zwänge.

***

Es ist Dienstagabend, so gegen neunzehn Uhr. Ich habe mich gerade von meinem kleinen Sohn verabschiedet. Aber nach dem Verabschieden habe ich ihn noch einmal extra berührt, damit ihm kein Unglück geschieht. Magisches Denken! Ich fühle mich besser, wenn ich ihm noch mal an den Kopf fasse und glaube, es passiert ihm dann nichts. Gut, eigentlich weiß ich, es ist für sein Wohlergehen vollkommen egal, ob ich ihn noch mal berühre oder nicht. Aber Sie wissen schon: Das magische Denken ist stärker. Sicher ist sicher. Lieber noch einmal kurz berühren. Wie der Fußballer mit dem Schuh.

Ich stehe an meiner Wohnungstür und muss hier ein wenig aufpassen. Denn wenn die Tür zufällt und ich dabei einen unangenehmen Gedanken habe (irgendjemandem könnte etwas zustoßen), öffne ich sie noch einmal und verschließe sie erneut. Dieses Mal hoffentlich ohne negativen Gedanken. Nicht an etwas Negatives zu denken, wenn man genau davor Angst hat, ist natürlich nicht ganz so einfach. Es ist wie mit dem rosaroten Elefanten, an den man nicht denken soll, was natürlich dazu führt, dass man ausschließlich an einen rosaroten Elefanten denkt. Daher kann sich das Schließen der Tür bei mir unter Umständen auch ein paarmal wiederholen.

Sicher eine Situation, wie sich viele den typisch Zwangskranken vorstellen: jemand, der eine Sache immer und immer wieder machen muss, bis sie ihm »richtig« vorkommt. Und so ist es in diesem Moment ja auch. Wenn mir genau dann Nachbarn im Hausflur begegnen, tue ich so, als hätte ich etwas in der Wohnung vergessen, und gehe noch mal rein. »Ach, Mist! Geldbörse vergessen.« Bloß nicht auffliegen mit meiner Krankheit! Zwangskranke sind meist begnadete Schauspieler! Aber heute geht alles gut. Problemloses Verlassen der Wohnung möglich. Ich bin sicher im Innenhof.

Wobei »sicher« natürlich ein Trugschluss ist. Der Spaß geht ja gerade erst los. Unser Innenhof hat viele Sträucher und Bäume und ist ein bisschen unübersichtlich. Manchmal, wenn ich im Dunkeln einen auffälligen Schatten sehe, muss ich noch mal zurückgehen und genau hinschauen. Nicht, dass da jemand bewegungsunfähig und verletzt liegt und Hilfe braucht. Spoiler: Es lag noch niemals jemand verletzt dort. Alles nur übertriebene Sorge und Zwang.

Ab und an, wenn im Innenhof etwas Rutschiges liegt, zum Beispiel, weil einem der Nachbarn auf dem Weg zum Müll Joghurt aus der Mülltüte gelaufen ist, wische ich das weg oder laufe zumindest schnell zur Papiertonne, um ein Stück Pappe zu holen und es über die rutschige Stelle zu legen. Ich hasse es, das zu tun, weil ich mich dafür nicht verantwortlich fühlen möchte – aber es ist mir immer noch angenehmer, als stundenlang zu denken: »Was, wenn da jemand drauf ausrutscht und sich das Genick bricht.«

Aber heute sind kein Joghurt oder ähnlich lebensgefährliche Flüssigkeiten zu sehen. Weiter also. Wir sind aus meinem Innenhof raus. Auf dem Weg zur Bushaltestelle sehe ich im Kellerfenster eines der Nachbargebäude etwas flackern. Der erste Gedanke ist natürlich: ein Feuer! Kontrolliere sofort, ob da was brennt! Ich wiederstehe jedoch dem Impuls und laufe weiter. Ein kleiner Kampf gegen mich selbst, aber ich habe ihn gewonnen. Ich kontrolliere nicht. Sehr gut!

An der Werbetafel der Bushaltestelle sehe ich eine Kaffee-Werbung mit Moritz Bleibtreu. Mir fällt auf, dass wir fast genau dasselbe Sakko tragen. Das hat zwar überhaupt nichts mit meinem Zwang zu tun – aber ich dachte, wenn ich schon ein Buch schreibe, kann ich ja wohl auch mal erwähnen, dass ich einen guten Sakkogeschmack habe. Außerdem muss ich daran denken, ob mir bisher jemals aufgefallen ist, dass Bleibtreu ein sehr guter Name ist, wenn man heiraten möchte.

Weiter. Der Bus kommt. Ich fahre mit der Linie M29 und verlasse Neukölln in Richtung Görlitzer Park. Wenn ich Bus fahre, setze ich mich gerne so, dass ich möglichst wenig von der Straße sehen kann. Das hat einen einfachen Grund: Ein Auswuchs meiner Kontrollzwänge ist es, Pflastersteine oder Ähnliches, über das Radler stürzen könnten, vom Radweg oder der Straße aufzuheben und woandershin zu legen. Eigentlich ganz nett von mir. Aber ich mache das auch, wenn die Steine nur in der Nähe des Radwegs liegen und vielleicht irgendwann mal auf dem Radweg landen könnten. Durch einen zufälligen Tritt eines Passanten zum Beispiel. Oder ich gehe noch mal zurück, weil ich nicht genau weiß, ob ich da im Augenwinkel gerade einen Stein auf dem Radweg gesehen habe. Manchmal auch mehrere hundert Meter. Oder ich hebe einen Stein auf, der so klein ist, dass er nun wirklich für niemanden eine Gefahr ist. Der Zwang übertreibt gerne.

Der Grund also, warum ich mich im Bus so hinsetze, dass ich möglichst wenig von der Straße und den Radwegen sehe: Ich habe keine Lust darauf, dort irgendetwas zu entdecken, was potenziell eine Gefahr für Radler sein könnte, und noch weniger Lust darauf, deshalb aus dem Bus auszusteigen und nachschauen zu müssen. Oder im schlimmsten Fall: Es sogar wegräumen zu müssen. Aus demselben Grund ist im Auto vorne zu sitzen oder Radfahren für mich ebenfalls eher unangenehm. Man sieht einfach zu viel von der Straße. Ich mag Bahnfahren. Da sind meist weit und breit keine Straßen und Radwege in Sicht. Das sollten die mal als Slogan nehmen: »Die Bahn. Das bevorzugte Verkehrsmittel für Zwangskranke.« Wobei: Die Toiletten im ICE sind nicht unbedingt etwas für Menschen mit Waschzwang – und die mit Ordnungszwang werden vermutlich die umgekehrte Wagenreihung hassen.

Daran, dass ich mich im Bus so setze, dass ich die Straße nicht sehe, erkennt man übrigens eine dieser besonderen Regeln des Zwangs, die ich weiter oben schon erwähnt habe. Für mich ist es vollkommen okay, einfach nicht hinzuschauen, Dinge zu ignorieren, mögliche Gefahrenquellen buchstäblich zu übersehen. Der Zwang plagt mich erst dann, wenn ich etwas entdecke. Es ist ein wenig wie bei Schrödingers Katze: Wenn ich wegschaue, erfahre ich nicht, ob da eine »Gefahr« lauert oder eben nicht. Dabei könnte man doch eigentlich sagen: Wenn ich mich so sehr um die Sicherheit von Radlern sorge, sollte ich doch besser ganz genau hinschauen, um möglichst jede Gefahr zu entdecken. So sehr aber hat sich der Zwang glücklicherweise nicht in mich hineingefressen. Auf der anderen Seite aber erlaubt mir der Zwang nicht, zu beschließen, dass, wenn ich ohnehin nicht alles kontrollieren kann, ich es auch gleich ganz lassen kann. Verrückt, das alles.

Wir fahren weiter. Es ist ein Doppeldeckerbus. Ich sitze natürlich oben, weil man dort weniger von der Straße sieht. Und außerdem – aber das ist leider nur eine scherzhafte Durchsage mancher BVG-Busfahrer, wenn die Fahrgäste sich unten auf den Füßen stehen, während darüber noch alles frei ist –, »oben gibt es ein Buffet und kühle Getränke«. Gibt es nicht. Oben gibt es nur weniger potenzielle Gefahren. Und das auch nur für mich.

Da wir nun kurz vor meinem Ziel sind, steige ich die kleine Treppe hinunter. Plötzlich gibt es einen heftigen Ruck, weil der Fahrer unerwartet bremsen muss. Ich stolpere auf der kleinen Treppe, fange aber den Sturz mit meinen Händen ab und bemerke, dass ich dadurch zufällig an eine sehr dreckige, sehr lange nicht geputzte Stelle des Busses gegriffen habe. Der alte Waschzwang-Reflex ist immer noch da. Ich habe spontan den Wunsch, mir die Hände zu waschen. Nicht, dass da irgendwelche Bakterien und Viren drankleben. Genauso schnell verwerfe ich diesen Wunsch wieder und denke mir: Diese Zeiten sind vorbei. Das war ein bisschen Dreck. Das hältst du locker aus. Und es funktioniert. Ich vergesse die Situation sofort wieder und steige aus. Schön, dass man manche Zwänge auch loswerden kann. Auch wenn sie anscheinend nie ganz verschwinden. Ich denke an einen trockenen Alkoholiker. Und dann: Ich bin ein trockener Waschzwängler.

Ich stehe an der U-Bahn-Station Görlitzer Park, und da fällt es mir plötzlich wieder ein. Mist! Hier ist ja eine sehr unangenehme Stelle für mich. Hatte ich ganz vergessen.

Es handelt sich um eine Stelle auf einem Radweg, wo sich ständig Steine aus dem Kopfsteinpflaster lösen und dann herumliegen. Mein erster Zwangsimpuls ist es, diese Stelle zu kontrollieren und nachzuschauen, ob sich neue Steine gelöst haben, und falls ja, diese vom Weg zu räumen. Aber ich schaffe es auch hier, zu widerstehen, und spaziere großzügig herum. Das ist heute nicht meine Baustelle! Im wahrsten Sinne des Wortes. Soll sich die Stadt Berlin drum kümmern. »Sehr gut«, würde mein Therapeut sagen. Es gibt übrigens ein paar Orte in Berlin, die ich aus sehr ähnlichen Gründen möglichst meide. Ich weiß, dass da etwas ist, was meine Zwänge reizen würde, und mache lieber einen Bogen um sie.

Ich gehe gut hundert Meter weiter den Radweg entlang Richtung Kotti. Dort befindet sich die Fahimi Bar, in der die Lesung stattfinden soll. Und dann passiert es doch. Mitten auf dem Radweg sehe ich einen Pflasterstein liegen. Ich kann nicht anders, ich muss ihn natürlich aufheben und zur Seite legen. Ich bin so kurz vor meinem Ziel und habe keine Lust, während der Veranstaltung ständig zu denken: »Wenn später jemand verunglückt, nur weil du den Stein nicht entfernt hast?«

Der Unterschied zwischen mir und normalen Menschen: Normale Menschen räumen den Stein weg, weil sie nett sind. Ich, weil ich es muss und sonst an nichts anderes mehr denken kann.

Gedacht, getan. Der Stein ist vom Radweg verschwunden. Ich gehe weiter. Wenn man erst mal beginnt, auf solche Dinge zu achten, entdeckt man immer etwas. Besonders in einer so dreckigen und unordentlichen Stadt wie Berlin, wo man sich schon freut, wenn die Menschen ihren alten Fernseher ordentlich auf die Straße gestellt haben, statt ihn direkt aus dem Fenster zu werfen.

Manchmal habe ich so wenig Lust, beim Spazieren irgendwelche Dinge oder »Gefahren« zu entdecken, die ich wegräumen »muss«, dass ich mit einer Art Scheuklappenblick durch die Straßen gehe. Die Augen gerade so weit geöffnet, dass ich den Weg erkennen kann, aber auch so zusammengekniffen, dass ich bloß nicht zu viele Details und erst recht keine Pflastersteine, Tomaten oder eine vergammelnde Bananenschale entdecke, die ich dann wegräumen »muss«.

Plötzlich aber weckt nicht ein verrottendes Obststück mein Interesse, sondern ein irritierendes Flimmern an einer Häuserwand. Mein Gedanke: Strömt da Gas aus, flimmert das deswegen so merkwürdig? Ich werde unruhiger. Aber nein. Nach kurzer Zeit entdecke ich, es sind nur die Scheinwerfer der Autos, die sich überschneidende Schatten auf die Häuserwand projizieren. Daher das Flimmern. Ein Glück. Ich freu mich immer sehr, wenn ich entdecke, dass meine Ängste eine ganz harmlose Erklärung haben.

Im Winter erschrecke ich mich manchmal über Dampf oder Rauch, den ich nicht zuordnen kann, bis ich Sekunden später erleichtert feststelle: Es ist nur mein Atem in der Kälte.

Ich bin mittlerweile an der Bar angekommen. Auf dem Radweg dort liegt einer dieser Hartplastiksockel von einem provisorischen Verkehrsschild. Das Schild ist weg, nur der Sockel liegt noch dort. Ich spüre den dringenden Wunsch, den Sockel woanders hinzuschieben (ich habe das schon sehr oft gemacht), nicht dass etwas passiert. Aber auch hier kann ich widerstehen.

Dieses Widerstehen ist übrigens gar nicht so einfach. Es ist wie bei Goethe: »Zwei Seelen wohnen, ach! in meiner Brust.« Ein Teil von mir möchte den Sockel ignorieren, während der zwanghafte Teil möchte, dass ich den Sockel kurz wegräume. Das ist vielleicht eines der schwersten Dinge an der Zwangskrankheit: Auch wenn man einem Zwang nicht nachgeht, muss man ständig mit sich selbst kämpfen, dass man es nicht macht. Das kostet Zeit, ist mühsam und belastend. Und ist der eine

Kampf gewonnen, folgt auch schon der nächste. So auch hier.

Denn bevor ich die Treppen zur Bar hochgehen kann, hält der Zwang noch eine letzte Offensive bereit: Gerade, als ich die Tür öffnen möchte und das Treppenhaus betreten will, schnappe ich bei Passanten das Wort »Death« auf. Ich hasse Wörter, die mit Sterben zu tun haben. Also zum Beispiel »Tod«, »Beerdigung«, »Sarg« und eben auch »Death«. Mein Zwang versteht leider auch Englisch. Ein schlauer Typ. Alle diese Wörter, so denkt zumindest mein Zwang, können Unglück bringen (manchmal wiederstrebt es mir sogar, das Wort To-do-Liste aufzuschreiben, nur weil »Tod« darin vorkommt). Magisches Denken!

Ich knicke ein. Diesen Kampf werde ich verlieren. Ich folge dem, was der Zwang mir vorgibt. Das magische Denken ist in diesem Moment stärker als ich.

Um das drohende Unglück zu »neutralisieren«, muss ich warten, bis ich ein anderes, weniger bedrohliches Wort höre, bevor ich das Treppenhaus betrete. Was der Zwang mir hier also konkret vorschreibt, lautet folgend: Es bringt Unglück, wenn das letzte Wort, das du hörst, bevor du dieses Gebäude betrittst, »Death« lautet. Dann stirbt vielleicht jemand, den du kennst.

Zudem gibt es ein weiteres Problem: Es redet sonst gerade niemand vor dem Gebäude so laut, dass ich ein »neutrales« Wort aufschnappen könnte, um endlich zur Lesung zu kommen. Also schleiche ich mich an zwei herumstehende Männer heran, um einen Fetzen ihrer Unterhaltung mitzubekommen und so ein gutes Wort abzustauben. Sie schauen bereits ein wenig irritiert, weil ich mich augenscheinlich ohne konkretes Anliegen in ihre Nähe stelle, doch es funktioniert. Ich schnappe etwas wie »Ja, morgen oder?« auf. Perfekt. Vollkommen harmlose Wörter. Damit kann ich arbeiten. Von außen betrachtet muss diese Aktion sicher lustig ausgesehen haben. Als wäre ich ein Taschendieb, der die beiden unauffällig bestehlen möchte, aber im letzten Moment einen Rückzieher macht. Dabei war alles, was ich von ihnen klauen wollte, ein paar ungefährliche Worte.

Jetzt aber schnell ins Treppenhaus, bevor mir wieder jemand mit einem unangenehmen Wort die Tour vermasselt. Da würde ich mich totärgern. Kleiner Scherz.

Endlich geschafft! Ich bin in der Bar. Erst mal ein Bier. Das habe ich mir verdient. Kurz nach dem ersten Schluck treffe ich zufällig auf eine Bekannte.

Wir kommen nach einer Weile auf dieses Buch zu sprechen. Sie wusste wie die meisten bisher nichts von meiner Krankheit. Plötzlich zählt sie eins und eins zusammen und sagt: »Ach, deshalb hast du mich neulich angeschrieben, als ich das Bild von dem offenen Stromkasten auf Instagram gepostet habe. Hatte mich schon sehr gewundert, warum du dich brennend dafür interessierst, ob der wieder abgeschlossen wurde, so dass spielende Kinder keinen Stromschlag bekommen.«

Ja, deshalb. Auch das ist Teil meines übertriebenen Kontrollzwangs. Ich schreibe Bekannten und Freunden ab und an Nachrichten, wenn mir etwas »Gefährliches« auf Fotos auffällt, die sie online posten. Es ist mir bei jeder einzelnen dieser Nachrichten wahnsinnig peinlich. Vor allem, weil die meisten nichts von meiner Krankheit wissen und ich dann wie ein verrückter Pedant wirke. Und natürlich, weil die meisten Gefahren überhaupt keine wirklichen Gefahren sind. Aber es könnte ja sein, dass…

Zurück zur Bar. Ich trinke noch einen Schluck. Ich bin froh, angekommen zu sein. Dann beginnt die Lesung. Endlich mal für ein paar Momente lang abschalten und zuhören können. Sonst nichts. Hoffentlich werden nicht allzu viele Wörter vorgelesen, die Unglück bringen.

***

Das waren jetzt ungefähr dreißig Minuten aus meinem neurotischen Leben. Von meiner Haustür bis zur Bar. Wenn ich diesen Abend in Bezug auf meine Krankheit einschätzen müsste, würde ich sagen, es war mittelintensiv. Manchmal ist es deutlich besser, manchmal deutlich schlimmer. Ich habe es geschafft, einige Zwänge zu umgehen, bei anderen bin ich eingeknickt. Wären wir in der Schule, würde ich mir eine solide Drei plus geben.

An richtig guten Tagen, an denen ich mir selbst eine Eins geben würde, schaffe ich es, die allermeisten Zwänge zu ignorieren. Manchmal sogar alle. Es ist dann immer noch anstrengend, denn ich muss ständig mit mir selbst kämpfen, bloß keinem Zwang nachzugeben, aber es fühlt sich gut an, diese Kämpfe zu gewinnen.

Es gibt aber auch die Tage oder sogar Wochen, die ich mit mangelhaft oder sogar ungenügend bewerten würde. Versetzungsgefährdet! Da häufen sich dann die Zwänge. Oft gibt es auch eine Kettenreaktion: Weil ich dem einen Zwang nachgebe, habe ich keine Kraft, dem nächsten zu widerstehen, und immer so weiter. Manchmal sind es Hunderte an einem Tag.

Klingt ganz schön viel, oder? Aber unser kleiner gemeinsamer Spaziergang dauerte, wie gesagt, nur eine halbe Stunde. Da bleiben noch ein paar Stunden, in denen ich kämpfen muss.

Wollen Sie, da wir gerade dabei sind, auch erfahren, unter was für Zwängen ich in der übrigen Zeit leide? Kein Problem, ich habe noch ein paar vorrätig. Schlechte Scherze und Zwänge gehen mir nie aus!

Es fällt mir nicht gerade leicht, mich anzuziehen. Ja, genau. Das ganz normale Anziehen, meine ich. T-Shirt, Socken, Hose, Pullover, Schuhe. Wenn ich beim Überstreifen eines dieser Kleidungsstücke an eine Person denke, habe ich Angst, dass ich sie… nun ja… verfluche. Also dass ihr etwas zustoßen könnte. So ähnlich, wie ich das eben mit der Wohnungstür beschrieben habe. Magisches Denken. Nur hier in einer anderen Form.

Diese Person kann ein Freund oder ein Bekannter, aber auch ein Prominenter sein. Ich weiß. Vollkommen absurd. Willkommen in meiner Welt. Die Angst ist dabei übrigens umso größer, je älter oder gebrechlicher die Person ist oder je absurder es ist, dass ausgerechnet diese Person mir in den Sinn kam. Der Zwang hat glücklicherweise direkt eine Alternative im Angebot, um diese Angst zu beseitigen: Ich muss das Kleidungsstück einfach noch mal anziehen. Diesmal ohne den störenden Gedanken. Und da sind wir wieder beim rosaroten Elefanten. An guten Tagen ignoriere ich diesen kompletten Unsinn und ziehe mich ganz normal an. Aber an schlechten Tagen kann es fünf Mal so lange dauern, bis ich komplett bekleidet bin.

Das ist leider eine der unangenehmsten Seiten des magischen Denkens (okay, es hat eigentlich wenig »angenehme« Seiten): Es sucht sich Handlungen und

Rituale im Alltag und besetzt sie dann wie ein kleiner Feldherr. So wie die Produkte im Supermarkt. Oder die Wohnungstür. Oder eben das Anziehen der Kleidung. Ich kann noch einige mehr aufzählen: etwas in den Papierkorb werfen, den Geschirrspüler einräumen, Zähne putzen, den Computer aufklappen, etwas auf Facebook liken, am Fernseher auf einen anderen Sender umschalten. Alles ist möglich.

Das magische Denken vereinnahmt diese Handlungen und Rituale und sagt einem: *Mach das noch einmal. Aber richtig. Also so, wie ich, dein Zwang, mir das vorstelle. Sonst passiert etwas Schlimmes.* Und dann wird man, wenn man nicht aufpasst, schnell der Typ, der zehn Mal hintereinander dasselbe Stück Müll in den Papierkorb wirft, bis es endlich »richtig« ist. Anstrengend!

Die gute Nachricht: Man kann sich diese Verknüpfungen von Handlungen und magischem Denken auch wieder abtrainieren. Das dauert zwar lange und ist ein mühsamer Prozess! Aber es ist möglich.

Das Verlassen der Wohnung kann für mich äußerst zeitaufwendig werden. Das hat außer der Sache mit der Tür nicht viel mit magischem Denken zu tun, sondern eher mit den Kontrollzwängen. Die Wohnung zu verlassen ist oft eine der schwersten Prüfungen für jemanden mit Kontrollzwängen. So auch für mich. Denn ich weiß ja ganz genau, wie viele »gefährliche« Objekte sich darin befinden. Zudem ist die Wohnung, wenn ich sie erst mal verlassen habe, quasi unbeaufsichtigt – da kann also alles Mögliche passieren. Zumindest stelle ich mir das vor, sobald ich die Tür von außen geschlossen habe. Ich muss dann der vernünftigen Seite in meinem Kopf glauben, dass schon nichts Schlimmes geschehen wird. Aber ich muss das eben glauben, ich kann es leider nicht mehr kontrollieren, wenn ich erst mal aus dem Haus bin. Für mich also kein sehr angenehmes Szenario: Ich muss die Kontrolle abgeben.

Glücklicherweise hat mein Zwang auch hier eine geniale Lösung für dieses Problem: einfach, bevor ich das Haus verlasse, möglichst alles ganz genau überprüfen! Toll, wie der mir immer hilft, Probleme zu lösen. Klasse Typ, der Zwang.

Daher kann es bei mir manchmal eine halben Stunde dauern, bis ich die Wohnung verlasse. Alles unter fünf Minuten ist ziemlich schnell. Ich habe das Verlassen der Wohnung oben bei unserem kleinen Spaziergang übrigens nicht erwähnt, da sich an diesem Tag meine Freundin und der Kleine in der Wohnung befanden. Da ist es okay für mich, einfach zu gehen. Schließlich übernimmt jemand anderes die Aufsicht für mich. Also nicht der Kleine, aber meine Freundin. Wobei wahrscheinlich selbst ein Kleinkind in dieser Sache rationaler wäre als ich.

Aber gut. Wie sieht das nun aus, wenn ich alleine das Haus verlasse? Es gibt für mich vor allem zwei wichtige Checkpunkte: Ist der Herd auch wirklich aus? Sind alle Fenster wirklich zu, so dass niemand einbrechen kann (Erdgeschosswohnung!). Den Wasserkocher habe ich ja wie gesagt durch einen Dampfkessel ersetzt, so dass ich ihn nicht noch extra kontrollieren muss.

Klingt ja eigentlich ganz überschaubar. Also überprüfe ich zunächst den Herd. Alles aus. Danach schaue ich, ob alle Fenster zu sind, und dann kann ich eigentlich gehen. Aber war der Herd wirklich, wirklich aus? Noch mal ganz schnell schauen. Klingt verrückt, wenn man es so hinschreibt, aber es gibt tatsächlich Studien, die nahelegen, dass Menschen umso unsicherer werden, je öfter sie etwas überprüfen. Das Gehirn ist nicht so gut darin, sich solche banalen Sachen, die häufig wiederholt werden, zu merken.

Aber tatsächlich: große Überraschung! Der Herd ist wirklich, wirklich, wirklich aus. Nun kann ich tatsächlich gehen. Halt! Stop. Jetzt habe ich vergessen, ob ich das Fenster im Wohnzimmer wirklich ganz genau überprüft habe. Also dort noch mal hin. Und auch hier wieder eine wahnsinnige Überraschung: Es ist ebenfalls geschlossen. Wer hätte das gedacht? Aber gut, dann kann ich jetzt endgültig los.

Ich bin schon fast an der Tür, da fällt mir ein rauchiger Geruch auf. Mein Zwang sagt: Was ist das für ein Geruch? Brennt es hier irgendwo? Schmort etwas? Der gesunde Teil meines Kopfes kennt eigentlich die Antwort: Einige der Nachbarn zünden sich regelmäßig bereits im Hausflur eine Fluppe an. Daher der leichte Rauchgeruch in der Nähe meiner Wohnungstür. Zu 99,9 Prozent stammt der Geruch also von dort. Leider interessieren sich Zwänge oft sehr stark für die übrigen 0,01 Prozent. Was, wenn es heute anders ist? Wenn es heute nicht aus dem Hausflur kommt, sondern aus deiner Wohnung? Wenn alles brennt, sobald du aus der Tür bist. Also gut. Ich gebe nach und kontrolliere noch einmal die gesamte Wohnung. Kein Brand in Sicht. Ich kann nun wirklich gehen. Aber *halt!*, nun habe ich vor lauter Aufregung vergessen, ob der Herd wirklich, wirklich, wirklich, wirklich aus ist. Noch mal schnell gucken. Und habe ich nicht heute Vormittag gebügelt? Was ist denn eigentlich mit dem Bügeleisen? Ist das wieder sicher verstaut?

Und so geht das muntere Spiel immer weiter. Als ich noch in der Wohnung geraucht habe, war es noch komplizierter. Die Wohnung stank permanent leicht nach Rauch, und ich musste daher jeden einzelnen Aschenbecher überprüfen. Und natürlich den Boden, falls mir eine Zigarette unbemerkt auf den Teppich gefallen ist oder Ähnliches.

Ein gutes Jahr lang musste ich auch immer meinen Router vor dem Verlassen der Wohnung ausstecken, weil ich Angst hatte, dass er überhitzt. Vollkommener Blödsinn natürlich.

Heute ist es ein bisschen einfacher für mich geworden. Ich rauche nicht mehr in der Wohnung, habe den Wasserkocher abgeschafft, der Router hat anscheinend eine gute Firewall, und auch ich selbst bin mental deutlich stärker geworden. Manchmal gelingt es mir sogar zu denken: Ist doch eigentlich egal, wenn der Herd ein paar Stunden an ist. So schnell passiert da nichts. Und wenn schon, dann fackelt halt die Küche ab. Ist auch kein Weltuntergang. Wird schon jemand der Nachbarn merken und die Feuerwehr rufen. Den Rest macht dann die Hausratversicherung.

Wenn ich allerdings verreise, ist es ziemlich hart für mich, aus der Wohnung zu kommen. Da muss alles noch mal ganz genau überprüft werden. Schließlich entziehe ich die Wohnung ja sehr lange meiner Kontrolle. Und es wäre doch höchst ärgerlich, wenn ich im Flugzeug sitze und mir dann einfällt, dass der Herd zu 0,01 Prozent doch nicht aus sein könnte.

»Liebe Flugbegleiterin, könnten Sie dem Piloten bitte dringend ausrichten, dass wir sofort umdrehen und zurückfliegen müssen! Es gibt Komplikationen mit meinem Herd! Und … wo sie gerade hier sind: noch einen Tomatensaft, bitte.«

* * *

Ich hoffe, Sie können sich nun ungefähr vorstellen, dass mein Leben ab und an ein wenig komplizierter sein kann. Wobei ich einmal geflunkert habe: Ich hasse Tomatensaft. Aber der Rest ist wahr. Es fühlt sich manchmal so an, als wäre ich behindert. Was es ja eigentlich auch ganz gut trifft. Denn ich werde in meinem Leben sehr oft von meinem Zwang behindert. Alles kann für mich zu einem Problem werden. Das ist leider eine der perfidesten Eigenschaften der Zwangskrankheit: Die Dinge, mit denen man Probleme hat, klingen so wahnsinnig banal und alltäglich, dass man sich kaum traut, mit jemandem darüber zu reden. Weil es einfach zu peinlich ist zu sagen, »rutschige Früchte auf der Straße bereiten mir Probleme«. Und so spricht man mit niemandem darüber, bleibt sehr alleine mit seiner Krankheit, vergräbt sich immer mehr in diesem irren Zwangssystem und bekommt mit immer mehr alltäglichen Handlungen ernsthafte Probleme.

Ich denke dann manchmal an ein Interview des Philosophen Theodor W. Adorno mit dem Spiegel-Magazin. Das Interview ist schon lange her, aber der folgende Ausschnitt geht immer mal wieder im Internet herum:

Spiegel: »Herr Professor, vor zwei Wochen schien die Welt noch in Ordnung…«
Adorno: »Mir nicht.«

Dem kann ich nur beipflichten: Mir auch nicht!

Das Loch

Bevor ich Ihnen ein bisschen mehr über mich selbst berichte und was mich so privat und beruflich neben allerlei Neurosen beschäftigt, würde ich Ihnen gerne noch eine Geschichte über einen einzelnen Zwangsgedanken schildern. Damit Sie erahnen können, wie lange es sich hinziehen kann, wenn einem »die Welt nicht in Ordnung« scheint. Diese Geschichte kann ich heute mit viel Humor erzählen. Als sie sich ereignete, war es aber eine heftige psychische Belastung für mich, während der ich nicht viel anderes tun konnte, als an dieses eine Problem zu denken. Ich steigerte mich regelrecht hinein. Es wurde zu einer Obsession.

Denn neben den vielen kleineren Zwängen, die ich meist rasch zur Seite schieben oder »erledigen« kann, leide ich manchmal an Gedanken, die ich nicht so schnell abhaken kann. Zum Beispiel, weil sich ein Problem meiner Kontrolle entzieht oder ich keine Lösung dafür finde. Das sind dann die wirklich niederschmetternden Zwänge, denn sie können sich über Wochen ziehen, in denen es mir nicht allzu gut geht. So auch hier. Für Außenstehende muss das mal wieder sehr lächerlich und schwer verständlich wirken, denn es geht eigentlich nur: um ein Loch im Boden.

Aber von vorn. Frühjahr 2017. Das Jahr hatte schon nicht gut begonnen. Ich litt unter Herzrhythmusstörungen und heftigen Herzstolperern, die mich sehr beunruhigten. Ein Langzeit-EKG und eine gründliche Untersuchung beim Spezialisten zeigten: Körperlich war eigentlich alles in Ordnung, vermutlich lag es am Stress.

Woher ein guter Teil dieses Stresses kam, wusste ich natürlich nur zu genau. Eine neue Sorge hatte sich in mein Leben geschlichen: Mir war sehr unwohl, wenn auf Fahrradwegen sperrige Gegenstände lagen. Sie erinnern sich: der Grund, warum ich gerne oben im Bus sitze.

Also fing ich an, die Störfaktoren schnell mal mit dem Fuß an den Straßenrand zu kicken, damit die Fahrt der Radler ein bisschen sicherer wird. Ab und an zog ich auch mal Sperrmüll vom Radweg, damit ein Radfahrer nicht im Dunkeln Gefahr lief, darüberzustürzen. Oder ich nahm eine Flasche, die jemand achtlos auf den Weg geschmissen hatte, schnell mit zum nächsten Mülleimer.

Im Grunde ja alles ein recht vorbildliches Verhalten – nur als Zwangskranker sollte man so etwas auf keinen Fall tun. Denn dann wird es immer mehr und mehr und man steigert sich in die Sache hinein. Was bei diesem speziellen Zwang vor allem in dieser speziellen Stadt ein Problem war. In der Stadt, in der es zum guten Ton gehört, dass die Dinge (und Flughäfen) nie perfekt sind, sehen natürlich auch die Radwege nicht immer vorbildlich aus.

Stöcke, Bierflaschen, Pflastersteine, andere Steine, Matratzen, Tischbeine, Schuhe... alles Mögliche. Ich habe die starke Vermutung, dass man eine komplette Wohnungseinrichtung zusammenbekommt, wenn man nur ein, zwei Tage alles aufsammelt, was an oder auf Berliner Radwegen liegen gelassen wird.

Für jemanden, der in alldem, was da so liegt, eine Gefahr sah – also für mich –, gestalteten sich Spaziergänge also sehr kompliziert. Ständig musste ich etwas aufheben, wegschieben oder entsorgen.

Mein Zwang säuselte mir zu:

Ja, klar, in ganz Berlin liegen Pflastersteine herum, aber was ist, wenn du genau diesen hier nicht zur Seite schiebst und morgen erfährst, dass da jemand schwer verunglückt ist. Nur, weil du keine zwei Sekunden Zeit hattest, den Stein zur Seite zu schieben. Das wollen wir doch alle nicht?

Nee, das wollte ich nicht. Das Problem war nur eben, dass sich die »zwei Sekunden« rasend schnell summierten und mir kein normaler Gang durch die Stadt mehr möglich war. Stattdessen hatte ich unfreiwillig die Position des inoffiziellen »Verantwortlichen für Berliner Radwegsicherheit« angenommen. Na, vielen Dank.

Aus therapeutischer Sicht konnte man sagen: Ich hatte eine recht ungesunde Beziehung zu Radwegen entwickelt. Gut, werden Sie vielleicht jetzt sagen, aber wo ist denn das in der Überschrift groß angekündigte Loch? Geduld, Geduld, sage ich Ihnen. Die Heranführung mit den Radwegen diente vor allem dazu, meine psychisch schon recht wacklige Situation zu beschreiben, als ich das Loch entdeckte, zu dem wir genau jetzt kommen werden.

Ich spazierte also am Kreuzberger Paul-Linke-Ufer entlang und entdeckte mitten auf dem Weg ein dickes Loch im Boden. Nicht von der Tiefe eines normalen Schlaglochs, sondern deutlich imposanter. Da der Spazierweg am Ufer auch gerne von Radfahrern benutzt wurde, schrillten natürlich sofort meine neurotischen Alarmglocken.

Oh weh. Ein Loch. Zwar am Rande des Weges, aber doch so gelegen, dass unter Umständen ein Radfahrer reinfahren und schlimm stürzen könnte. Vor allem nachts, da der Weg nicht gut beleuchtet ist.

Mein erster Impuls war der Versuch, es zu ignorieren, so wie es mein Therapeut empfohlen hätte. Fast konnte ich seine Stimme hören:

»Herr Wittkamp, es gibt unzählige Gefahrenstellen und Löcher auf Berliner Radwegen und Straßen. Selbst wenn Sie sich um dieses hier kümmern würden, blieben zahlreiche andere. Und wenn Sie versuchen, sich um diese zahlreichen anderen auch noch zu kümmern, werden Sie irgendwann wahnsinnig. Also: noch wahnsinniger.

Außerdem ist es die Verantwortung der Stadt, so etwas auszubessern. Und wenn die Stadt sich nicht kümmert, haben Radfahrer immer noch eine eigene Verantwortung und müssen darauf achten, wo sie fahren, und dass sie eine gute Lampe am Fahrrad haben, mit der sie solche Löcher erkennen. Zudem nimmt jeder Radfahrer mit dem Schwung auf sein Rad das Risiko in Kauf, zu stürzen. Im besten Fall trägt er daher einen Helm und fährt vorsichtig. Aber das ist auch alles egal, was ich sagen will: Sie haben mit diesem Loch absolut nichts zu tun. Machen Sie sich da weg. Und zwar schnell.«

Klingt alles relativ vernünftig – mit dem klitzekleinen Problem, dass mein Zwang stärker war und ich nicht auf die imaginäre Therapeutenstimme hörte. Zwangskranke wissen meist ganz genau, was das richtige Verhalten wäre. Sie richten sich nur nicht danach. Ein wenig wie Dreijährige.

Das Kleinkind in mir begann also zu handeln. Ich klaubte mit den Schuhen etwas Laub und Lehm aus der

Umgebung zusammen und stopfte das Loch damit not-dürftig. Nach zehn Minuten war es verschwunden. Ich trat das Ganze noch ein wenig fest und war mir sicher, dass so schnell kein Unglück geschehen würde.

Ich war auf dem Weg in mein Büro und setzte mich wieder in Bewegung. Doch ich wusste schon nach ein paar Metern, dass es damit nicht getan sein würde. Der Zwang hatte da noch eine Frage an mich: Was, wenn es regnet und meine provisorische Füllung nun aufge-weicht und fortgespült wird? Gute Frage, lieber Zwang, dachte ich. Dann stehen wir wieder ganz am Anfang. Wir brauchen eine langfristigere Lösung für das Loch.

Im Büro angekommen musste ich zunächst meine Arbeit erledigen. Doch nebenbei überlegte ich mir stän-dig, wie ich das Loch so versiegeln könnte, dass weder Wind noch Regen der Füllung etwas anhaben könn-ten. Wie anfangs erwähnt, schreibe ich das heute sehr nüchtern hin, aber zu dem Zeitpunkt war es fast schon Panik und Hysterie, die mich quälten. Ich konnte an fast nichts anderes mehr denken.

Mir fielen trotz dieser Panik drei Lösungen ein:
1. Dem Straßen- und Verkehrsamt Bescheid geben, da-mit die sich kümmern.
2. Das Loch mit Beton füllen.
3. Jemand anderen das Loch mit Beton füllen lassen.

Lösung 1 schien mir praktikabel und – vor allem – nicht komplett verrückt. Ich entdeckte eine Website, auf der die Bürger Berlins solche Schäden melden können. Dort schilderte ich das Problem, beschrieb die Stelle genau und hängte noch ein Foto an, das ich als besonders gewissenhafter Zwangskranker natürlich schon am »Tatort« geschossen hatte. Man weiß ja nie!

Leider – sicher werden einige Zwangskranke dieses Gefühl kennen – erwies sich diese Lösung für mich nicht als voll befriedigend. Als Bürger hatte ich schon mehr als genug getan, dem Zwang war es allerdings noch zu wenig.

Was ist, wenn diese Meldung auf der Website ignoriert wird, weil die Behörden überfordert sind? (Wir befinden uns in Berlin, wohlgemerkt!) Was ist, wenn sie zwar nicht ignoriert wird, aber es ein halbes Jahr oder länger dauert, bis sich jemand darum kümmert? (Berlin, immer noch.)

Diese Fragen diktierte mir der Zwang direkt in meinen Kopf. Und der konnte sich damals einfach nicht dagegen wehren. Ich fühlte mich wahnsinnig hilflos und wollte nur, dass jemand dieses dämliche Loch ausbessert, damit ich wieder an etwas anderes denken konnte.

Also musste ich zu den anderen beiden Lösungen übergehen. Es blieben:

2. Das Loch mit Beton füllen.
3. Jemand anderen das Loch mit Beton füllen lassen.

Zunächst erschien mir Lösung Nummer 2 am einfachsten. Nur gab es da so einige Haken. Ich müsste diese Aktion wenn nachts durchführen, da es mir tagsüber viel zu peinlich wäre, unaufgefordert ein Loch im Weg zu betonieren. Vor allem, wenn jemand vorbeikäme, den ich kenne.

»Hallo Peter, was machst du denn da?«

»Ein Loch im Boden zubetonieren, damit kein Radfahrer verunglückt. Weil ich unter schweren Zwangsstörungen leide.«

»Ach so, verstehe. Viel Spaß. Am Wochenende mal auf 'n Bier?«

»Klaro!«

Zudem – obwohl mein Opa Maurermeister war und ich ihn in meiner Jugend öfter auf Baustellen begleitete, um so mein Taschengeld aufzubessern – traute ich auch meinen Fähigkeiten als Gehwegbetonierer nicht so ganz über den Weg. Wie stellt man das überhaupt richtig an? Nimmt man puren Beton, oder mischt man Kies darunter? Wie lange trocknet so etwas?

Neben der sozialen und handwerklichen Komponente gab es außerdem einen weiteren Widerstand in mir selbst, der gegen Lösung 2 sprach: Ich besaß noch einen letzten Rest Selbstachtung, die es mir nicht erlaubte, dass mich der Zwang so weit bringt, selbst ein Loch zu betonieren. Also wirklich in die Knie gezwungen werden. Im doppelten Wortsinne.

Es musste also Lösung 3 sein. Jemand anderes musste dieses Loch für mich ausbessern. Das war zwar nicht wesentlich weniger irre, aber mir erschien es damals als die beste Option. Allerdings gab es auch hier ein paar Haken. Zunächst würde es mich Geld kosten – wenn es kein Freund von mir machen würde (und das kam natürlich nicht in Frage). Aber das Geld war nicht das Hauptproblem. Ich verdiente als Werber und Autor inzwischen recht gut und konnte diesen neuerlichen Auswuchs meiner Krankheit finanziell verkraften. Viel problematischer war es, jemandem zu beschreiben, was er da machen sollte. Man kann sich einen Gärtner buchen, der die Hecke stutzt. Oder einen Maurer beauftragen, die heimische Terrasse zu begradigen. Aber wie um alles in der Welt sage ich jemandem, dass er für mich ein Loch auf einem öffentlichen Weg betonieren soll, ohne dass er mich für verrückt hält?

Glücklicherweise lassen sich Zwangskranke wie ich immer etwas einfallen, um ihr Problem zu lösen. Die Aussicht, einen quälenden Gedanken zu verlieren, verleiht der Kreativität ungeahnte Kräfte. Manchmal wünsche ich mir, ich hätte diese Superkraft auch in anderen Situationen zur Verfügung.

Natürlich fiel mir also etwas ein. Ich schaltete auf dem Handwerker-Portal MyHammer eine Anzeige, die ich hier in all ihrer Pracht präsentieren möchte:

Guten Tag,

ich bin Mitglied eines kleinen Vereins, der sich um die Pflege des schönen Landwehrkanals kümmert.

Vor einer Parkbank am Gehweg direkt am Ufer (nicht auf der Straße, sondern direkt am Ufer) hat sich ein Schlagloch gebildet, wo leicht etwas für Radfahrer passieren kann.

Daher suche ich jemanden, der dieses Loch kurz ausbessern würde.
Es ist bisher provisorisch mit Lehm gefüllt.

Daher wäre Folgendes zu tun:

- *Anfahrt*
- *Dort zum Weg direkt am Ufer gehen*
- *Parkbank aufsuchen, siehe Foto*
- *Matsch kurz entfernen, aushöhlen*
- *Stelle reinigen*

– *Mit Kiesbeton (oder Ähnlichem) ausfüllen (schätze max. 2 Eimer nötig)*
– *Dünnes! Brett zum Regenschutz auflegen*
– *Brett beschriften mit »Achtung, nicht entfernen«*
– *evtl. Foto zur Dokumentation aufnehmen (bin evtl. nicht vor Ort)*

Dünnes Brett und Kiesbeton müssten selbst mitgebracht werden.

Zeitaufwand vermutlich 30 – 60 Minuten.

Alter Falter! »Mitglied eines kleinen Vereins, der sich um die Pflege des schönen Landwehrkanal kümmert«. Was für ein Quark!

Aber die kleine Lüge war perfekt. Keiner der Handwerker stellte mir Nachfragen, stattdessen bekam ich von ihnen Angebote mit Preisvorschlägen zugeschickt.

Ich einigte mich mit einem Anbieter von Garten- & Baudienstleistungen auf den Preis von 149 Euro. In einem Leben als jemand, der seinen Job mit kreativen Leistungen bestreitet, wunderte ich mich immer wieder mal, wie viel Geld ich für meine Gedanken bekomme, ganz ohne dass ich etwas Körperliches leiste, außer sie eben aufzuschreiben. Dies hier allerdings war der genau umgekehrte Moment: Meine Gedanken begannen mich etwas zu kosten. In diesem Fall knapp 150 Euro. Glücklicherweise wusste der Handwerker nicht, dass ich auch tausend Euro bezahlt hätte, um diesen einzelnen Zwang loszuwerden. Tja, man kann den Leuten nicht in den Kopf schauen. Na ja, gut: Sie in meinen gerade schon.

Nachdem ich mit dem Handwerker handelseinig wurde und wir auch kurz telefonierten, um den Auftrag noch einmal durchzusprechen, verzögerte sich das Ganze leider noch. Es regnete in diesem März relativ häufig. Zwar nicht stark, aber doch so, dass Arbeiten mit Beton im Freien nicht ganz einfach waren. Immer wieder verschob der Handwerker den Termin, weil das Wetter nicht ganz passte. Zwar war ich aufgrund der fast bevorstehenden Lösung ein wenig beruhigter, aber dennoch sehr aufgewühlt. Was, wenn der Handwerker den Auftrag doch noch absagt? Wie es sich für einen Zwangskranken gehört: immer vom Schlimmsten ausgehen. Ich griff in diesen Tagen ein paarmal zu einem Beruhigungsmittel, was sonst nur ausgesprochen selten vorkommt. Doch an meinem Geburtstag gab es vormittags Tavor und abends Bier.

Denn die Verzögerungen führten dazu, dass sich diese Geschichte so lange zog, dass auch mein Geburtstag davon betroffen war. Ich lud zwar ein paar Freunde in eine Pizzeria ein, mir war aber nicht so recht nach Feiern zumute, denn das beste Geschenk wäre es für mich gewesen, wenn diese vermaledeite Loch endlich geschlossen gewesen wäre. Ich ließ mir also von meinem Zwang den »schönsten Tag im Jahr« vermiesen, was ein deutlich höherer Preis als 149 Euro war. Schlussendlich aber bekam ich einen Tag später eine SMS von jemandem, den ich als »Handwerker« im Handy abgespeichert hatte. Es war nur ein Wort, aber es machte mich sehr glücklich: »Erledigt«. Ich machte mich natürlich sofort auf zum Tatort, um das Ergebnis anzuschauen. Tatsächlich erledigt. Richtig professionell.

Wenn Sie ganz aufmerksam am Paul-Linke-Ufer spazieren gehen, können Sie vor einer Parkbank – unter einer Schicht aus Dreck und Staub, die sich mit der Zeit gebildet hat – sehen, was ich mit 150 Euro subventioniert habe: ein perfekt zubetoniertes Loch. Kann ich diese Ausgaben eigentlich von der Steuer als »haushaltsnahe Dienstleistung« absetzen?

Ein gutes halbes Jahr später habe ich dann übrigens noch eine Antwort von der Stadt Berlin bekommen. Man habe sich die Stelle angeschaut und überprüft, hätte aber kein Loch vorfinden können.

Komik ist Tragik in Spiegelschrift

Jetzt aber schnell raus aus dem Loch, das gar nicht mehr existiert. Nun schreibe ich ein paar Sätze zu mir. Außer meiner Vorliebe für Schlemmerfilet, Zwängen aller Art und *Jurassic Park* wissen Sie ja noch gar nicht sonderlich viel über mich. Also:

Ich bin ein ziemlich guter Texter und ein ziemlich guter Gagautor. Das müssen Sie mir glauben, obwohl mir im vorherigen Satz nichts Besseres einfällt, als zwei Mal hintereinander »ziemlich gut« zu verwenden. Aber grundsätzlich kann ich das, Texte und Scherze schreiben. Mit Wörtern und Worten umgehen. Ich kenne sogar den Unterschied zwischen Wörtern und Worten: »Ich bin ein Berliner« sind starke Worte – »Ich«, »bin«, »ein« und »Berliner« sind die einzelnen Wörter dieser Worte. Allein, mit Kommasetzung, und Grammatik habe ich es nicht so. Aber wer braucht dem schon?

Es fällt mir auf jeden Fall leicht, kreative Sprüche für Werbekampagnen zu schreiben oder Beobachtungen auf eine Pointe zu verdichten.

Es gab sogar mal eine Postkartenserie mit Sprüchen von mir. Ich war wirklich sehr stolz, obwohl das eigentlich nur eine kleine Randnotiz ist. Die Postkarten wurden an diesen runden Ständern verkauft, die immer in Buchläden stehen. Also in direkter Nachbarschaft mit »Hinfallen, aufstehen, Krönchen richten, weitergehen« oder »Nüchtern betrachtet war es besoffen besser«. Sie merken schon: Abteilung »Niveau ist keine Hautcreme«.

Der Satz auf meinen Postkarten, der am besten lief, lautete »Meine Wohnung ist nicht staubig, sondern *vintage*«. Soweit ich mich recht erinnere, wurden davon mehrere tausend verkauft. Was das wohl alles für ungepflegte Buden waren, in denen die gelandet sind? Mein persönlicher Liebling unter meinen Postkarten war jedoch ein anderer Spruch: »Habe die Rechnung ohne den Wirt gemacht. War günstig.«

Neben diesen kleinen Scherzen und Kalauern gibt es von mir auch ein paar Sätze, die ich heute mit einiger Verwunderung lese. Dabei handelt es sich jedoch nicht um diese Art der Verwunderung, bei der man sich denkt, wie naiv und simpel gestrickt man eigentlich war, als man diese Peinlichkeiten verfasst hat. Diese Art Verwunderung kenne ich auch ganz gut. Meist, wenn mir Facebook anzeigt, was ich vor zehn Jahren gepostet habe. Aber nein, ab und an ist es umgekehrt, und ich denke: Das ist von mir? Gar nicht so übel.

Am schönsten war das, als meine Freundin mir einen Aphorismus vorlas. »Liebe ist Zuneigung, obwohl man sich kennt«, lautete er. Gefällt mir sehr gut, erwiderte ich. Von wem ist das? Sie dachte, ich mache einen Scherz. Ich hatte vergessen, dass ich diesen Satz vor Jahren selbst geschrieben habe. So ergeht es mir mit manchem, das ich verfasst habe. Ich vergesse es und freue mich bei der Wiederentdeckung, dass ich ab und an etwas notiere, was auch noch Jahre später gut klingt oder witzig ist.

Neben solch kleinen Sätzen, die ich schreibe, vergesse und wiederentdecke, verwende ich Worte und Wörter, um davon zu leben. Und ich mache das ganz gut. Das sage ich nicht nur aus Eitelkeit – es wird später in diesem Kapitel noch einmal wichtig.

Ich arbeite mittlerweile seit ein paar Jahren als Hauptautor für die »heute show online« – und die sind dort, abgesehen davon, dass ich manchmal eine echte Diva sein kann – ziemlich zufrieden. Angefangen hat das alles mit einer kleinen Seite, die ich ins Netz gestellt hatte. Dort habe ich witzige Listen zu jedem Thema, das mir einfiel, geschrieben. Zum Beispiel: »Wie Metzgereien hießen, wenn sie so sehr auf schlechte Wortspiele stehen würde wie Friseure« (*Rinderspiel, Fleisch und Schön, Auf Haxe, Lende gut – alles gut…*). Schnell hatte die dazugehörige Facebook-Seite zehntausend Fans und wuchs immer schneller. Zwanzig-, dreißigtausend. Die Listen kamen an, und ein paar Verlage klopften an und wollten diese Listen als Buch veröffentlichen. Medien wie die Süddeutsche oder die ZEIT teilten meine Listen mit ihren Lesern – das Projekt wurde ein echter Erfolg und ermöglichte mir den Kontakt zu der »heute show«. Es ging darum, die Sendung mit einem Onlineauftritt zu begleiten, diesen zu konzipieren und dafür auch Scherze zu schreiben. Klang wie ein Traumjob für mich, den ich gerne annahm und bis heute nicht abgegeben habe.

Nach einer Weile erschien dann auch das Buch zu meiner Listensammlung: »Die fünf schlechtesten Antworten auf ›Ich liebe dich‹«[4]. Zu diesem Zeitpunkt hatte ich mir schon einen Ruf als halbwegs kreativer und humorvoller Schreiber erarbeitet. Eines Abends, ich kam gerade vom Volleyballtraining und saß bei einem Bier in meiner Stammbar »Soulcat« in Neukölln, checkte ich noch ein letztes Mal für diesen Tag meine Mails. Darunter eine von Jan Böhmermann. Huch, dachte ich, welchen Newsletter habe ich denn da bestellt? Doch es war kein Newsletter, sondern eine Nachricht von Jan persönlich. Er hätte mein Buch gelesen (wir hatten damals denselben Lektor), es habe ihm gut gefallen, und ob ich mir nicht vorstellen könnte, für seine Show Scherze zu

---

4 5. Geil! 4. Warum? 3. Würde ich ja wohl merken? 2. Jetzt haben wir den Salat! 1. Schlaf gut.

schreiben. Na, klar konnte ich mir das vorstellen. Mit dem größten Vergnügen.

Einige Zeit später kam es auch zu einer Zusammenarbeit mit Klaas Heufer-Umlauf. Ich sollte Gags für seine neue Late-Night-Show schreiben. Wir kannten uns vorher nicht, merkten aber schnell, dass wir auf einer Wellenlänge waren. Und so saßen wir wenig später in seinem Büro, rauchten deutlich zu viele Zigaretten und machten Scherze zu den Themen der Woche – einige davon haben dieses Büro zum Glück nie verlassen, manche trug Klaas am folgenden Montag im Fernsehen vor. Für mich, der außer der Arbeit für Böhmermann fast ausschließlich online arbeitete, war das etwas Besonderes: Es macht einen gewaltigen Unterschied, ob man einen lustigen Tweet schreibt oder ob dein Gedanke vor Publikum im Fernsehen vorgetragen wird. Denn das Fernsehen war das Medium meiner Jugend – das ich bis heute liebe. Hätte man dem jungen Peter gesagt, dass er irgendwann mal schreibt, was die Leute im Fernsehen sagen, er wäre vor Stolz geplatzt.

Ähnlich wäre es vermutlich gewesen, wenn mir jemand, als ich 2006 nach Berlin zog, gesagt hätte, dass ich zehn Jahre später erfolgreich daran mitarbeiten würde, das Image der Berliner Verkehrsbetriebe (BVG) von einer staubigen Behörde zu einem witzigen, coolen, jungen Unternehmen zu ändern.

Denn neben meiner Arbeit als Autor bin ich nach einem kurzen Umweg über die Musikindustrie Werbetexter geworden. In anderen Worten: Meine sechs Jahre Soziologiestudium samt Abschluss mit Diplom waren eine wunderbare Zeit, haben aber mit meinem heutigen Beruf so viel zu tun wie die BVG mit Pünktlichkeit. Hätte ich eigentlich ahnen können: Schon während des Studiums habe ich lieber Sätze in die Unizeitung geschrieben als in meine Hausarbeiten.

Nach einem leicht holprigen Start als selbständiger Werbetexter kam 2015 ein sehr interessantes Angebot auf mich zu. Gemeinsam mit meinem Freund Finn und der kleinen Werbeagentur *gud* sollten wir den Berliner Verkehrsbetrieben dabei helfen, online zu kommunizieren. Also Facebook, Twitter und so weiter. Das könnten wir doch. Nach einem anfänglichen Shitstorm schrieben wir uns schnell in die Herzen der Berliner. Im Wesentlichen bestand unser Trick darin, die Schwächen der BVG, also unter anderem die leicht variablen Abfahrtszeiten, dreckige Bahnsteige und grummelige Busfahrer einfach mit viel Humor als Stärke zu kommunizieren. It's not a bug, it's a feature!

Die Kampagne wurde zu einem sensationellen Erfolg und wird seitdem überall als Beispiel für Kommunikation gelobt. »Best Practice« sagen Werbeleute dazu, weil sie glauben, dass Dinge auf Englisch immer besser klingen. Unser Auftrag, der eigentlich nur ein paar Monate dauern sollte, beschäftigte mich mehr als drei Jahre.

Das Team wurde aufgestockt, wir beschriften inzwischen auch Plakate oder Straßenbahnen und hatten eine Menge Spaß. Wir gewannen mit unseren Texten und Ideen nahezu alle Auszeichnungen und Preise für gute Werbung, die es in Deutschland zu gewinnen gibt. Zwangzig oder dreißig. Ich weiß es nicht mehr. Das lag unter anderem daran, dass wir im Namen der BVG Dialoge wie diese führten:

Verärgerter Kunde: »Ihr seid echt der letzte Verein. Ich habe über eine Stunde am Schöneberger Rathaus auf eine Tram gewartet. Irgendeine. Nix.«

Wir, im Namen der BVG: »Da dort keine Tram fährt, ist eine Stunde eigentlich noch eine recht gute Zeit.«

Wir ließen die Weltstars U2 in der gleichnamigen U-Bahn-Linie spielen, wir ließen unsere Tweets von einem Rundfunkorchester einsingen, und wir machten im Namen der BVG jedes einzelne Wortspiel, das uns zu öffentlichen Verkehrsmitteln einfiel. Aber man muss auch wissen, wann Bus ist! Aufhören, wenn es am schönsten ist.

Anfang 2018 beendete ich dann diesen Job und arbeite seitdem nur noch vereinzelt für die Berliner Verkehrsbetriebe.

Ich war jedoch nach diesen Erfolgen zu einem der beliebtesten Einmannanbieter für Scherze und Werbetexte geworden und kann mir seitdem die Aufträge aussuchen. Ein großer Luxus. Ich halte immer öfter Vorträge auf Konferenzen, schreibe Texte für Magazine und Zeitungen, und wenn ich in einer guten Laune bin, twittere ich privat auf meinem leicht größenwahnsinnig benannten Twitter-Profil *@diktator* lustiges Zeug ins Netz. Daneben war dann Mitte 2018 endlich wieder Zeit, mich einem neuen Buch zu widmen. Und zwar diesem hier.

Aber warum schreibe ich eigentlich gerade meinen halben Lebenslauf auf und feiere mich selbst als witziges Kerlchen und kreativen Werber? Keine Sorge, die Nabelschau ist gleich zu Ende. Was ich sagen möchte, ist:

Ich sehe mich selbst als sehr humorvollen, einfallsreichen Menschen, der wirklich ausreichend Anerkennung bekommt für das, was er tut. Ich habe dafür Preise und Auszeichnungen erhalten, darf Bücher in großen Verlagen veröffentlichen, und ab und an fragen sehr bekannte Kabarettisten oder Stand-up-Comedians bei mir an, ob ich nicht ein wenig für sie schreiben kann. Auf Letzteres gehe ich zwar fast nie ein, freue mich aber, dass auch die Profis meine Arbeit mögen – oder mich überhaupt kennen.

Ich kann von dieser Arbeit gut leben und ab und an sogar die Markenwindeln für meinen Sohn kaufen

oder – wenn es wirklich richtig gut läuft – mir im Flug-
hafenbistro einen Kaffee plus Bockwurst kaufen. Diese
dreißig Euro leiste ich mir einfach.

Was aber vielleicht das Wichtigste ist: Ich verdiene
mein Geld mit Humor. So wie Buster Keaton, Heinz
Erhard, Robin Williams, Otto oder Harald Schmidt.
Einfach großartig.

Aber – und das ist nun endlich der Grund dafür, warum
ich gerade so viel von den guten, hellen, lustigen Seiten
meines Lebens berichtet habe – es gab für mich auch
immer die düstere Seite.

Diese düstere Seite sind Depressionen, Angst und vor
allem die Zwangsstörung. Für mich fühlt es sich oft so
an, als würde ich mit ihnen für meine Kreativität »bezahlen«. Als wären sie die untrennbar verknüpfte Schat-
tenseite all der Erfolge, die ich Ihnen fein säuberlich
aufgezählt habe. Depressionen und Zwang als Preis für
Ideenreichtum? So bitter und falsch das klingt, hat dieser Gedanke für mich auch etwas Tröstendes: Denn er
impliziert ja, dass ich etwas dafür bekomme, wenn es mir
nicht gut geht. So als wäre die Kreativität das Geschenk
für all die unschönen Momente.

Mir ist bewusst, dass ich mich dabei ein bisschen selbst
belüge. Niemand *muss* für seine Kreativität »bezahlen«.
Es gibt keinen Grund dafür, meine humorvolle und

meine dunkle Seite als untrennbar verbunden zu sehen. Aber ich weiß auch, dass es mir in meinem gesamten Leben höchstwahrscheinlich nicht vollständig gelingen wird, diese düstere Seite komplett zu eliminieren. Sosehr ich auch kämpfe.

Ich akzeptiere also Depressionen, Angst und Zwang als zusätzliche Inhalte neben Humor, Witz und Kreativität in dem Gesamtpaket, das mein Leben ausmacht. Es fällt mir leichter, das alles in einer Gesamtheit zu betrachten. Es ist nichts »Krankes«, das nicht zu mir gehört – so wie man vielleicht einen Tumor betrachten würde –, sondern etwas, das irgendwie auch Teil von mir ist. Auch wenn ich, wenn ich könnte, liebend gerne darauf verzichten würde.

Vielleicht ist es auch ganz gut, es so pragmatisch zu betrachten. Eine Persönlichkeit ist schließlich die Summe aus allem, dem Positiven und dem Negativen. Manches kann auch nur entstehen, wenn diese Dinge zusammenkommen. Einige Künstler wären vielleicht schlechter, wenn sie nicht so egozentrisch wären. Manches Buch wäre ohne Alkoholsucht nie entstanden. Und die Dementoren bei *Harry Potter* würde es nicht geben, wenn Joanne K. Rowling nicht in jungen Jahren an Depressionen gelitten hätte. Sie sind der literarische Ausdruck dieser Erfahrung.

Unter Depressionen habe ich nie so extrem gelitten wie manch anderer. Außer einer längeren Phase in meiner Jugend und einer intensiveren Phase vor ein paar Jahren, von der ich noch berichten werde, blieben sie später meist nur zwei, drei Tage bei mir, maximal eine Woche. Glücklicherweise auch nur ein bis zwei Mal im Jahr. Da haben andere Menschen sehr viel schlimmere Erfahrungen mit dieser Krankheit gemacht. Zudem hatte ich mit der Zeit gelernt, meine Depression mit Laufen zu vertreiben.

Ich habe es zwar nicht sonderlich gemocht, in diesem Zustand, in dem man kaum Freude an etwas verspürt, auch noch Joggen zu gehen – aber ich wusste, dass es bei mir hilft. Nicht immer nach dem ersten Lauf, aber irgendwann haben die Hormone, die beim Laufen ausgeschüttet werden, irgendwas mit den neuralgischen Abläufen, die für die Depression zuständig sind, gemacht. Ich stelle es mir so wie bei der Kinderserie »Es war einmal… das Leben« vor, in der die Funktionen unseres Körpers mit Zeichentrickfiguren erklärt wurden: Die guten Sportzellen knallen die bösen Depressionszellen einfach ab – oder so. Na ja… schon gut, dass ich kein Mediziner geworden bin – das war nun vielleicht wirklich etwas zu vereinfacht dargestellt. An meinem Tipp möchte ich aber trotzdem festhalten: Bei Depressionen kann Laufen manchmal helfen. Für ein paar Stunden bei mir übrigens auch Alkohol – aber darauf lässt sich leider keine langfristige Strategie aufbauen.

Neben diesen sporadischen Erfahrungen mit Depressionen war es bei mir also vor allem der Zwang, den ich zu der »düsteren« Seite zähle. Ich bin mir nicht sicher, ob es wirklich so ist, dass Menschen, die besonders kreativ sind, auch besonders viele Schwierigkeiten und Erfahrungen mit der »dunklen Seite« haben. Zumindest bei einigen scheint es so. Und mir hat dieses Bild einer sehr humorvollen Person, die aber auch oft traurig ist – wie man es so oft gehört hat –, immer geholfen, mich selbst besser zu verstehen. Der Clown, der alle zum Lachen bringt und zu Hause einsam weint. Ja, ich weiß: ein wahnsinnig kitschiges Bild. Und keine Sorge: Ich besitze in meiner Wohnung kein Gemälde, auf dem einem schwarz-weiß geschminkten Harlekin eine Träne über die Wange fließt.

Trotzdem war ich immer auf eine etwas schräge Art erleichtert, wenn bekannt wurde, dass kreative Promis unter psychischen Krankheiten litten. Nicht, dass ich es ihnen gewünscht hätte, aber für mich war es immer auch ein Zeichen, dass ich nicht alleine bin. Denn wenn man eine Fähigkeit hat, anderen besonders durch seinen Humor aufzufallen, braucht man Zeit, um zu akzeptieren, dass man selbst trotzdem traurig, geschwächt, unsicher oder gebrochen sein kann. Es ist ein Lernprozess, der ein wenig einfacher wird, wenn man bekannte Vorbilder hat, denen es vielleicht ganz ähnlich geht.

Ganz besonders berührt hat mich die Nachricht vom Tod des Schauspielers und Komikers Robin Williams im Jahr 2014. Robin Williams war Stand-up-Comedian, er war Mrs. Doubtfire, er war der großartige Lehrer im »Club der toten Dichter«, er war Peter Pan und er hat seine Tochter nach dem Nintendo-Spiel »Zelda« benannt. Aber was erzähle ich Ihnen? Sie wissen, wer Robin Williams war. Eine coole Socke! Einer der wenigen Menschen auf der Welt, den irgendwie jeder mochte. Obwohl Williams vor allem im späteren Teil seiner Karriere auch ernste oder gar psychopathische Rollen spielte, war er für die meisten ein Sinnbild dafür, dem Leben und all seinen Widrigkeiten mit Humor zu begegnen.

Doch auch Robin Williams war krank. Depressionen, Alkoholsucht, Kokainsucht. Die dunkle Seite. Es ist bis heute unklar, was ihn zu seinem Freitod geführt hat, er litt zum Ende seines Lebens unter weiteren schweren Krankheiten – aber er war ganz bestimmt nicht immer der fröhliche Clown. Und damit jemand, an dem ich mich orientieren konnte. Es ist möglich und vollkommen okay, nicht immer nur lustig zu sein. Niemand schafft das. Nicht einmal Robin Williams.

»Komik ist Tragik in Spiegelschrift« heißt es[5]. Das ist natürlich falsch, denn Tragik in Spiegelschrift lautet »Kigart«, was eher wie ein norwegischer Schnaps klingt. Aber Sie verstehen schon, was damit gemeint sein könnte. Ich würde vielleicht sagen, Komik und Tragik sind zwei Seiten einer Medaille. Nur haben diese Medaillen bei verschiedenen Menschen unterschiedliche Größen. Meine Medaille ist ziemlich groß – da ist auf der Seite des Humors viel Platz. Aber es passt eben leider auch auf der Rückseite viel Tragik drauf.

Aber eigentlich mag ich diese Vergleiche nicht sonderlich gerne. Wenn etwas aus meinem Soziologiestudium geblieben ist, dann ein Interesse daran, Dinge nicht leichtfertig zu verallgemeinern.[6] Es gibt Menschen, die sind fast nur fröhlich. Es gibt leider auch Menschen, die sehr häufig traurig sind. Es gibt Menschen, die sehr fröhlich, aber auch sehr traurig sein können. Und es gibt alles Mögliche dazwischen. Für mich selbst passt das Bild mit der Medaille ganz gut – bei anderen vielleicht nicht. In Köln, da, wo ich ungefähr geboren bin, sagt man »Jeder Jeck is anders«, und vielleicht ist das auch schon die treffendste Art, den Menschen zu beschreiben.

---

5   Ein Zitat von James Grover Thurber, US-amerikanischer Schriftsteller und Zeichner. Auch von ihm: »Ein Martini ist genau richtig. Zwei sind zu viele. Drei sind nicht genug.«
6   Wobei – es ist halt manchmal kompliziert –, sehr oft ist genau diese Verallgemeinerung der Kern von Humor.

Ein Satz, den ich darüber hinaus für mich persönlich sehr passend finde, ist »Der macht sich zu viele Gedanken«. Denn das mache ich tatsächlich. Auf der einen Seite ist das gut, denn mit den vielen Gedanken konnte ich ein gefragter Texter werden und mein Geld mit Humor verdienen. Auf der anderen Seite ist das schlecht, denn mit den vielen Gedanken habe ich ebenso eine steile Karriere als Zwangskranker hingelegt.

Wie ein Jedi versuche ich seit Jahren, diese Seiten zu balancieren und nicht zu sehr auf die dunkle Seite der Macht abzurutschen. Denn das kann üble Folgen haben. Gerade als Vater. Aber sie sind da, diese beiden Seiten, und ich muss das Beste daraus machen. Schwächen auch als Stärken sehen.

Ich bin fest davon überzeugt, dass fast jeder Nachteil auch Vorteile in sich birgt. Wenn ich Workshops über Kreativität halte, erzähle ich gerne von der Kopfstand-Methode. Eine Kreativtechnik, die nicht so bekannt ist wie Assoziation oder Brainstorming. Leicht vereinfacht ausgedrückt funktioniert sie folgendermaßen: Für ein Problem sucht man statt der besten nach der schlechtesten Lösung und überlegt dann, ob in ihr nicht irgendwie Potenzial steckt.

Ein Paradebeispiel dafür liefert ein deutscher TV-Sender. Man möchte denken, ein Fernsehsender sei vor allem daran interessiert, möglichst *gute* Produktionen und Filme zu erwerben, um Erfolg zu haben. Die schlechteste Lösung würde demnach lauten, nur miese Filme zu zeigen. Doch der Sender Tele5 macht freitagabends genau das. Es hat für wenig Geld die »Schlechtesten Filme aller Zeiten« (SchleFaz) eingekauft und lässt sie bissig kommentiert ausstrahlen. Die Quoten liegen weit über dem sonstigen Schnitt des Senders. Mit Filmen, die nahezu nichts kosten, weil sie sonst keiner haben will. Hier ist die schlechteste Idee die beste geworden.

Im Grunde haben wir es bei der BVG ganz ähnlich gemacht. Unpünktlichkeit, Verschmutzung und leicht grummelige Busfahrer konnten wir nicht einfach abschaffen, also haben wir sie einfach als sympathische Markenzeichen der Verkehrsbetriebe kommuniziert.

Ich bin fest davon überzeugt, dass so etwas mit vielem funktioniert. Was wir zunächst als Schwäche vermuten, kann vielleicht auch eine Stärke sein. Nicht zuletzt mache ich gerade in diesem Moment aus meiner größten Schwäche, der Zwangskrankheit, eine Stärke, indem ich ein Buch darüber schreibe und anderen Menschen vielleicht ein wenig damit helfen kann.

Ich weiß, ich klinge möglicherweise gerade wie einer dieser windigen Berater oder Life-Coaches mit ihren

Kalendersprüchen wie »Der Lösung ist das Problem egal« oder »Sei stärker als deine stärkste Ausrede«. Das möchte ich gar nicht. Und ich möchte auch niemandem, der komplett am Boden liegt, ein zynisches »Siehe es doch auch mal als Chance!« zurufen. Nicht *jede* Schwäche muss unbedingt eine Stärke sein. Gerade auch im Bereich der Zwangskrankheit gibt es sehr traurige Schicksale. Menschen, denen es deutlich schlechter geht als mir. Die sehr viel stärker von ihren Obsessionen eingeschränkt werden. Zu denen möchte ich nicht »Lach doch einfach mal drüber« sagen. Das klingt wie das berüchtigte »Lenk dich doch einfach ein bisschen ab« bei Depressionen. Oder »Entspann dich doch mal« bei Stress.

Aber für mich ganz persönlich – in meiner Geschichte – gehören Hell und Dunkel zusammen. Aus etwas Traurigem kann bei mir etwas Fröhliches entstehen.

Es gibt unter Komikern den berühmten Satz »Humor ist Tragik plus Zeit«, der sicher auch für einige der Kapitel in diesem Buch gilt. Mehr noch: Vielleicht wäre ich ohne meine dunkle Seite nie so humorvoll geworden. Ich weiß es nicht. Ich weiß aber ganz sicher: In vielem Negativen steckt etwas Positives! Oder wie wir es bei den Berliner Verkehrsbetrieben ausgedrückt hätten: »Der Bus ist nicht zu spät, der ist nur deutlich zu früh.«

Vielleicht hat aber alles, was ich mit diesem Kapitel erzählen möchte, Karl Valentin bereits in nur einem Satz gesagt: »Jedes Ding hat drei Seiten: eine positive, eine negative und eine komische.«

Was ist eigentlich eine Neurose?

Nun habe ich mich Ihnen endlich vorgestellt, wie es sich gehört. Aber unter meinem Namen auf dem Titel dieses Buches steht ein großes Wort, das ich noch überhaupt nicht erläutert habe: Neurosen. Was ist das denn überhaupt? Eine Pflanze wohl kaum, so viel wissen wir schon.

Eine Neurose ist eine Nervenkrankheit. Also ganz buchstäblich. »Ose« steht für Krankheit, so wie in Arthr*ose*, Osteopor*ose* oder – das kennen Sie aus der Zahnbürstenwerbung – Parodont*ose*. »Neuro« wiederum, auch das lässt sich leicht ableiten, bezeichnet die Nerven. Darf ich also vorstellen: Neurose, die Nervenkrankheit. Ganz allgemein.

Der Begriff der Neurose ist jedoch eigentlich ein wenig veraltet. Früher war damit ein ganzes Bündel an psychischen Krankheiten gemeint. Zum Beispiel Angststörungen, Hysterie, Hypochondrie, verschiedene Phobien und eben auch Zwangsstörungen. All diese empfand man als eher leichte psychische Störungen, während der Begriff »Psychosen« die schweren Störungen bezeichnen sollte. Heute verwenden Mediziner den Begriff Neurosen deutlich seltener, da er ein bisschen zu ungenau ist.

Aber mit der Neurose ist es wie mit dem der Pferdestärke: Im Alltag wird das Wort noch häufig gebraucht, obwohl es eigentlich nicht mehr zeitgemäß ist. Schon seit Anfang 1978 wird in Deutschland offiziell nicht mehr in PS gemessen, sondern in Kilowatt (kW). Doch auch heute, gute vierzig Jahre nach dieser Umstellung, fragt eigentlich niemand, »wie viel kW« das neue Auto denn so hat. Es interessiert immer nur die PS-Zahl.

Ähnlich ist es mit den Kalorien. Die wurden schon weit vor den Pferdestärken durch »Joule« ersetzt. Trotzdem zählt bis heute niemand bei einer Diät »Joule«, sondern brav weiter Kalorien.

Und so ergeht es auch den Neurosen. Eigentlich veraltet, doch im allgemeinen Sprachgebrauch noch sehr häufig anzutreffen. Vor allem als Synonym für Zwänge. Oft auch unter dem Begriff »Zwangsneurose«. Außerdem gibt es die Neurose als Adjektiv für Menschen, die ein bisschen »merkwürdig« sind: »Der ist ganz schön neurotisch.«

In diesem Buch ist mit Neurosen aber immer die Zwangskrankheit, bzw. OCD, gemeint, obwohl das eigentlich nicht ganz richtig ist, wie Sie gerade gelernt haben. Aber selbst Fachleute bringen das manchmal ein wenig durcheinander. Mein Therapeut, immerhin ein gut ausgebildeter Spezialist, fragt mich häufig wie selbstverständlich zum Beginn einer Sitzung, »Was machen die Neurosen?«, und meint damit eigentlich meine Zwänge.

Streng genommen habe ich damit also schon im Titel dieses Buches einen kleinen Fehler gemacht. Aber »Für mich soll es Zwangsstörungen regnen« klingt auf einem Cover leider einfach nicht so gut. Und der wissenschaftlich korrekte Titel »Für mich soll es nicht Neurosen, sondern Zwangsstörungen regnen, denn das ist der treffendere Begriff für diese Erkrankung« wurde von meinem Lektor abgelehnt. Er behauptet, dass sich so ein Titel nicht verkauft.

Wie auch immer. Ich hole mir jetzt noch ein Stückchen Schokolade mit viel zu vielen Joule, und dann reden wir im nächsten Kapitel nicht über Neurosen, sondern über Zwänge!

Und was sind Zwänge?

Jeder weiß aus dem Alltagsleben, was ein Zwang ist: Es ist eine Einwirkung, die kaum eine andere Wahl lässt. Zum Beispiel, wenn ein Gangster Sie mit der Pistole bedroht und Ihnen befiehlt, sich mit Handschellen an das Heizungsrohr zu ketten. Da bleiben wenige Alternativen. Oder wenn Ihnen als Kind die Eltern gesagt haben, es darf erst vom Tisch aufgestanden werden, wenn zumindest zwei Löffel vom Spinat probiert wurden. Auch da: wenige Alternativen. Oder wenn beim Aldi die Butter für 99 Cent im Angebot ist. Da hat man ja wohl kaum eine andere Wahl, da muss man zuschlagen.

Spaß beiseite, Sie wissen, was ich meine. Ein Zwang führt meist zu einer Handlung, zu der man sich... nun ja... eben gezwungen sieht. Entweder weil man von außen oder aber aus sich heraus einen großen Druck verspürt. Alle anderen Möglichkeiten erscheinen falsch.

Dabei ist diese Handlung – und das wird später wichtig, wenn wir über den Zwang als Krankheit reden – gar nicht so alternativlos. Sie könnten dem Gangster sagen, ich pfeife auf deine bescheuerten Handschellen, zieh sie dir doch selbst an. Sie könnten als Kind bis zum nächsten Tag am Tisch sitzen bleiben und den doofen Spinat ignorieren. Und – auch das ist möglich, aber wirklich kaum vorstellbar – Sie können sogar manche Angebote beim Discounter im Laden stehen lassen.

Von dieser Randbemerkung abgesehen aber sind Zwänge meist recht fordernd. Wir haben das Gefühl, dem Impuls oder der Aufforderung folgen zu müssen. Die Redaktion des Duden, also die Zwangsneurotiker unter den Germanisten, bieten dazu eine ganz gute Definition an. Das Stichwort Zwang wird dort folgendermaßen beschrieben: Ein »starker Einfluss, dem sich jemand nicht entziehen kann«. Ich würde das ein wenig korrigieren und sagen »kaum entziehen« – etwas mehr Hoffnung bitte –, aber ansonsten können wir mit dieser Definition ganz gut arbeiten.

Es muss dabei nicht immer der Gangster sein, der uns mit seiner Pistole bedroht. Zwänge können sich vielfältig äußern. Hier einige eher harmlose Varianten.

- Man fühlt sich gezwungen, die Eltern zu Weihnachten zu besuchen, obwohl doch eh wieder alle streiten werden.
- Man fühlt sich gezwungen, die hochspannende Netflix-Serie zu Ende zu schauen, obwohl man eigentlich schon längst im Bett sein müsste.

- Man fühlt sich gezwungen, eine Hose anzuziehen, bevor man das Haus verlässt.
- Man fühlt sich gezwungen, erst dann Feierabend zu machen, wenn die wichtige Präsentation für den Chef fertiggestellt ist.
- Man fühlt sich gezwungen, immer genau fünf Mal auf einen Gegenstand zu klopfen, bevor man ihn benutzen kann.
- Man fühlt sich …

Moooooment! Was war das denn gerade? Diese Sache mit den Gegenständen!? Können wir uns das noch mal näher anschauen?!

»Man fühlt sich gezwungen, immer genau fünf Mal auf einen Gegenstand zu klopfen, bevor man ihn benutzen kann.«

Aha! Wer oder was zwingt einen denn da? Wo kommt denn da der Druck her?

Bei den anderen Beispielen ist es klar. Der Druck kommt von den Eltern. Oder von der immensen Spannung der Netflix-Serie. Oder von der verrückten gesellschaftlichen Konvention, nicht nackt das Haus zu verlassen. Oder aber vom Chef, der mit seinen Lohnzahlungen leider recht großen Einfluss auf den Kontostand hat.

Aber wer zwingt einen denn, alle Gegenstände genau fünf Mal abzuklopfen, bevor sie benutzt werden dürfen? Wer zwingt einen dazu, noch mal zu klopfen, falls es beim ersten Mal nicht »richtig« war? Wer zwingt einen dazu, ein weiteres Mal zu klopfen, weil man nicht mehr sicher ist, ob es genau fünf Mal waren?

Die Antwort auf diese Frage führt uns etwas näher an das heran, worum es in diesem Buch geht: zu den krankhaften Zwängen. Zu den Zwangsstörungen. Denn es gibt keinen sonderlich großen Druck, Dinge zu klopfen. Außer Sie sind Koch und wollen ein Schnitzel braten.

Aber ansonsten kann man eigentlich nicht davon sprechen, dass man unbedingt gezwungen wäre, Gegenstände zu klopfen. Vor allem nicht genau fünf Mal. Doch für einige Menschen kann es das größte Anliegen der Welt sein, einen Gegenstand mit einem festen Ritual zu behandeln, bevor man ihn benutzen kann. Nicht weil die Eltern, der Chef, die Gesellschaft oder gar eine Netflix-Serie das verlangen würde, sondern weil sie diesen Druck ganz alleine aufbauen. Weil sie von sich selbst gezwungen werden!

Sie sind sicher ein kluger Leser und haben bemerkt, was an dem Beispiel mit dem Klopfen auffällig ist: Im Gegensatz zu allen anderen Beispielen weiter oben ist die Alternative nicht weiter schlimm.

Sie können sich dem Zwang des Gangsters widersetzen – aber dann erschießt er Sie vielleicht. Sie können als Kind den Spinat ausschlagen – aber dann zieht sich das Essen sehr lange, während alle anderen Kinder schon draußen spielen. Sie können natürlich darauf verzichten, Ihre Eltern zu Weihnachten zu besuchen – aber dann werden Sie vielleicht irgendwann enterbt. Sie können dem Chef sagen: »Mach dir die Präsentation doch selbst, du überbezahlter Trottel!« –, aber dann werden Sie vermutlich gefeuert. Sie können die Netflix-Serie nicht zu Ende schauen und einfach ins Bett gehen – aber... na gut... ist vielleicht wirklich besser, mal früher ins Bett zu gehen. Schlechtes Beispiel. Sorry! Mein Fehler. Aber Sie können nicht ohne Hose das Haus verlassen, ohne in der Nachbarschaft unangenehm aufzufallen.

Sie ahnen schon, worauf ich hinausmöchte:

Im Gegensatz zu all diesen Beispielen könnte man das Klopfen *sehr wohl* einfach sein lassen. Das Einzige, was passiert, ist, dass die Gegenstände dann eben nicht abgeklopft wurden. Bei manchen wäre es vielleicht sogar besser, wenn darauf verzichtet würde. Zum Bespiel bei einer Tüte Chips.

Wenn Sie aber an einer Zwangserkrankung leiden, ist es leider nicht immer ganz einfach, Dinge zu unterlassen, die eigentlich gar nicht zwingend sind. Sie fühlen dann den Druck, den andere bei normalen Zwängen haben, in zum Teil sehr obskuren Situationen. Zum Teil auch deutlich stärker.

So kann es zu dem starken Zwang kommen, Gegenstände vor Benutzung fünf Mal abzuklopfen. Oder Hände so oft zu waschen, bis sie rissig werden. Oder ein Loch auf einem öffentlichen Weg ausbessern zu lassen.

Das ist der große Unterschied: Zwangskranke fühlen sich zu Handlungen oder Gedanken gezwungen, die anderen wegen ihrer Unnötigkeit merkwürdig erscheinen können. Diese anderen Menschen würden dann vielleicht sagen: Lass es doch einfach.

Aber es einfach lassen, das fällt Zwangskranken sehr, sehr schwer. Bei uns ist der Gangster, der uns mit der Pistole bedroht, leider der eigene Kopf.

Wir fühlen uns zu Handlungen gezwungen, die oft sehr absurd oder überflüssig erscheinen, oder wir leiden unter sehr merkwürdigen Gedanken. Wir haben sehr viel öfter als andere Menschen das Gefühl, wir *müssen* das jetzt *unbedingt genau so* machen. Wir haben eine Zwangsstörung! Also ganz buchstäblich eine gestörte Beziehung zu Zwängen. Sie nehmen deutlich zu viel Raum in unserem Leben ein.

Manchmal so viel Raum wie ein Elefant. Und falls Sie jetzt denken, das mit dem Elefanten wird eine sehr konstruierte Überleitung zum nächsten Kapitel, haben Sie vollkommen recht!

Übertrieben und sinnlos, oder:
Was ist eine Zwangsstörung?

Kennen Sie Paul Watzlawicks sehr empfehlenswerten Klassiker »Anleitung zum Unglücklichsein«? Ein Ratgeber, bei dem Sie genau das Gegenteil von dem machen sollten, was dort empfohlen wird. Zumindest, wenn Sie glücklich sein wollen. Im umgekehrten Fall, wenn Sie also mit Glück und Erfolg nicht viel am Hut haben möchten, empfiehlt es sich hingegen, den Anweisungen strikt zu folgen. Oder einfach in die SPD einzutreten.

In Watzlawicks Buch wird ein Witz über einen Mann erzählt, der alle zehn Sekunden in die Hände klatscht. Als er nach dem Grund für dieses merkwürdige Verhalten gefragt wird, antwortet der Mann, er wolle die Elefanten vertreiben. Darauf wendet der Fragende ein, hier gäbe es doch gar keine Elefanten. »Na also. Sehen Sie?!«, antwortet der Mann, überzeugt von seiner Taktik.

Wenn man eine Zwangsstörung ganz kurz erklären möchte, ist dieser Witz ziemlich gut geeignet. Eine übertriebene Aktion, um ein Ereignis aufzuhalten, das mit großer Wahrscheinlichkeit nicht eintritt. Warum aber habe ich »ziemlich« geschrieben?

Menschen mit einer Zwangsstörung wissen, dass ihr Verhalten übertrieben ist. Dass es eigentlich nicht nötig ist. Der klatschende Mann hat also nur dann eine Zwangsstörung, wenn er weiß, dass seine Handbewegungen Unsinn sind – er aber trotzdem nicht anders kann. Das ist der Kern der Zwangsstörung. Dem Zwangskranken ist absolut bewusst, dass er seinen Zwängen nicht nachgeben muss. Aber es hilft nichts, ihm zu sagen, dann hör doch einfach auf. Er kann es nicht.

Als ich Anfang der 2000er Jahre noch an der Uni Bamberg studiert habe, war es in wissenschaftlichen Arbeiten streng verboten, Wikipedia zu zitieren. Zu unseriös.

Umso schöner, dass ich es für mein Buch einfach machen kann, ohne dass mich ein Dozent für meine unwissenschaftliche Arbeitsweise rügt. Denn ich habe mir mehrere Definitionen für Zwangsstörung angeschaut und die bei Wikipedia angegebene Definition war dabei die treffendste und zudem leicht verständlich. Sie lautet:

»Es besteht für erkrankte Personen ein innerer Zwang oder Drang, bestimmte Dinge zu denken oder zu tun. Die Betroffenen wehren sich zwar gegen diesen auftretenden Drang und erleben ihn als übertrieben und sinnlos, können ihm willentlich jedoch meist nichts entgegensetzen. Die Störung bringt deutliche Belastungen und Beeinträchtigungen des Alltagslebens mit sich.«

Zwei sehr wichtige Wörter stehen hier in der Mitte der Definition: *übertrieben* und *sinnlos*. Mit Hilfe dieser beiden lässt sich ganz gut erkennen, ob ein Zwang krankhaft ist oder nicht.

Das deutlich übertriebene Waschverhalten in meiner Jugend, das Sie im ersten Kapitel kennengelernt haben, war somit ein Paradebeispiel für einen Zwang:

Es gab diesen Drang, ich fand mein Verhalten übertrieben und in den meisten Fällen auch sinnlos, konnte mich aber dagegen kaum wehren und wurde so stark in meinem Leben beeinträchtigt, bis meine Hände blutig wurden.

Im Gegensatz dazu ist es *keine* Zwangsstörung, wenn ein Gangster Sie mit einer Waffe bedroht und Sie seinen Anweisungen gehorchen. Sie folgen zwar einem Zwang, jedoch kann man nicht davon sprechen, dass dies sinnlos oder übertrieben wäre. Ganz im Gegenteil: Wenn Sie mit einer Waffe bedroht werden, ist es vollkommen rational und gerade nicht übertrieben, erst mal den Anweisungen Folge zu leisten (und Sie haben sogar etwas Zeit gewonnen, um einen Plan auszuklügeln, wie Sie den Gangster später überwältigen). Von einem krankhaften Zwang kann man hier wohl eher nicht sprechen.

Zudem ist es ein Zwang, der von außen auf Sie wirkt, kein »innerer Zwang«, wie es in der Definition angegeben ist.

Anders verhält es sich mit einem der berühmtesten Beispiele für Zwänge überhaupt: noch einmal kontrollieren, ob der Herd wirklich aus ist. Hier liegt die Motivation eher im Inneren. Aber es gibt verschiedene Wege, diesem Impuls zu folgen.

Wenn Sie auf dem Weg sind, Ihre Wohnung zu verlassen, aber unsicher sind, ob Sie den Herd ausgeschaltet haben, ist es weder sinnlos noch übertrieben, noch einmal nachzuschauen. Derartige Sicherheitsbedenken haben viele Menschen. Das ist vollkommen normal. Schließlich stehen die Wohnung und alles, was sich an schönen Dingen darin befindet, auf dem Spiel. Auch zwei Mal Nachschauen ist daher okay. Sicher ist sicher. Es ist ebenfalls normal, wenn dieses Kontrollverlangen vor einer langen Urlaubsreise ein wenig stärker ist. Wenn Sie aber nachschauen müssen, obwohl Sie eigentlich wissen, dass Sie den Herd an diesem Tag gar nicht angemacht haben, wird es schon ein bisschen schwieriger. Und wenn Sie zwanzig Mal nachschauen, obwohl Sie relativ sicher sind, dass der Herd beim siebzehnten, achtzehnten und neunzehnten Mal schon aus war, dann können wir vermutlich von einer Zwangsstörung sprechen. Denn hier ist Ihr Verhalten eindeutig übertrieben und sinnlos. Schwieriger wird es nur noch, wenn Sie zwanzig Mal den Herd kontrollieren, aber gar keinen Herd besitzen – aber das ist eine ganz andere Baustelle.

Doch zurück zur Zwangsstörung: Zwanzig Mal den Herd kontrollieren müssen ist ein gutes Beispiel für eine Zwangsstörung. Oder auch übermäßig oft andere Dinge kontrollieren müssen. Zum Beispiel den Toaster, den Wasserkocher, ob die Haustür wirklich abgeschlossen ist – oder eben Radwege. Und das sind nur einige Varianten der sogenannten Kontrollzwänge – es gibt noch viel mehr!

Denn neben solch weit verbreiten Zwängen gibt es Tausende oder womöglich sogar Millionen anderer Zwänge, die Menschen entwickeln können. Dem einen ist es nicht möglich, über Teppichboden zu gehen, der andere kann *nur* über Teppichboden gehen. Der eine hat Angst vor den ungeraden Zahlen und besonders vor der Sieben, den anderen sorgen die geraden Zahlen und besonders die Zwei. Für den einen muss die Küche absolut keimfrei sein, für den anderen das Bad, für jemand Dritten die komplette Wohnung. Den einen beschäftigen Zwangsgedanken über Gewalt, den anderen über Sexualität.

Und da Zwangskranke sehr oft an mehreren Zwängen gleichzeitig leiden, wird aus diesem schier unendlichen Portfolio eine bunte Tüte gemischt, wie auf dem Jahrmarkt. Nur dass Betroffene diese Tüte eigentlich gar nicht wollen.

Trotzdem bekommen viele Menschen mit einer Zwangsstörung ihre ganz persönliche Krankheit in die

Hand gedrückt. Wikipedia – sorry, Uni Bamberg – fasst es so zusammen: »Typisch ist auch die große Bandbreite an möglichen Symptomen, so dass fast jeder Betroffene sein eigenes, individuelles Symptombild aufweist.« So auch bei mir! Sie haben ja schon mitbekommen, dass ich viele Arten von Zwängen begeistert annehme und mir daraus meine ganz persönliche Tüte zusammengestellt habe. Leider mit ein paar sauren Drops zu viel! Auf der Seite zwänge.de wird das große Spektrum der Krankheit in einem treffenden Satz ausgedrückt: »Die Unterschiede zwischen den verschiedenen Zwangsformen können so groß sein, dass die Betroffenen selbst nicht glauben, tatsächlich unter der gleichen Störung zu leiden.«

Die große Frage ist aber: Warum?

Warum ist man so doof und folgt diesen ganzen Zwängen? Wenn es nicht so traurig wäre, könnte man sagen: Es zwingt einen doch keiner! Doch! Man selbst! Schön blöd! Wie gesagt: Man ist der Gangster, der sich selbst die Pistole an den Kopf setzt.

Der Zwangskranke hat meist große Angst, dass etwas Schlimmes passieren könnte, wenn er dem Zwang nicht nachgeht. Wenn er diese Angst nicht hat, ist zumindest eine große Unruhe in ihm, wenn er dem Zwang nicht nachgeht. Es ist ihm nahezu unmöglich, auf das Klatschen zu verzichten, obwohl er weiß, dass weit und breit keine Elefanten in der Nähe sind. Wenn man allerdings noch eine Ebene tiefer geht und fragt: Warum gibt es denn diese Angst oder Unruhe überhaupt, wird es schwierig. Denn es ist noch nicht komplett erforscht, warum genau Menschen zu Zwängen neigen – allerdings gibt es ein paar Hinweise. Einige der Gründe für die Entwicklung einer Zwangsstörung können sein:

- Traumatische Erlebnisse, beispielsweise gewalttätige oder sexuelle Übergriffe, aber auch Mobbing. Ungefähr die Hälfte der Menschen mit einer Zwangsstörung kann den Beginn der Krankheit auf ein traumatisches oder ein belastendes Ereignis zurückführen.
- Vererbung. Gene spielen anscheinend eine Rolle, denn Zwangsstörungen treten in manchen Familien gehäuft auf. Es kann also sein, dass Ihr Vater Ihnen nicht nur die goldene Uhr, sondern auch die Neigung zu Zwängen vererbt hat.
- Störungen im Stoffwechsel des Gehirns. Vor allem bei den Hirnbotenstoffen. Also ähnlich wie bei Depressionen.
- Ein bestimmter Erziehungsstil. Wenn zum Beispiel in der Kindheit sehr stark auf Sauberkeit geachtet wurde oder extrem hohe Anforderungen an den Nachwuchs gestellt wurden.

Doch wie erwähnt, bei dem Ursprung der Krankheit gibt es noch viele Unklarheiten. Es gibt sogar Fälle, in denen bei Kindern nach einer Infektion mit Streptokokken plötzlich wie aus dem Nichts Zwangsstörungen auftraten. Man vermutet, dass Antikörper des Immunsystems, die eigentlich die Streptokokken angreifen sollen, auch versehentlich die Gehirnzellen attackieren und so zu den Zwangssymptomen führen. Aber auch über diese These sind verschiedene Wissenschaftler noch sehr uneins.

Was die Therapie betrifft, sind die Erkenntnisse der Forschung zum Teil klarer: Man weiß, je früher die Krankheit erkannt wird, desto besser kann man mit Therapien entgegenwirken. Bei Männern tritt sie durchschnittlich in der späten Pubertät zum ersten Mal auf (wie bei mir). Bei Frauen eher in den frühen Zwanzigern. Doch das muss nicht so sein. Für gewöhnlich vergehen ab dem ersten Auftreten leider sehr viele Jahre, in denen die Krankheit nicht oder nicht richtig diagnostiziert wird (ebenfalls wie bei mir). Doch wird sie erkannt, ist es auch in einem höheren Alter sehr sinnvoll, einen Therapeuten aufzusuchen: 50 bis 70 Prozent der Betroffenen geht es nach einer professionellen Unterstützung besser als davor. Manche Betroffenen zeigen nach einer Therapie sogar gar keine Symptome mehr. Zwar ist es sehr schwer, die Krankheit vollständig zurückzudrängen, und manchmal kommt sie auch episodenhaft wieder zurück, aber lassen Sie sich von mir eines sagen: Wenn Sie merken, dass Sie betroffen sein könnten, zögern Sie bitte nicht, professionelle Hilfe aufzusuchen. Es wird Ihnen danach wahrscheinlich besser gehen! Denn nichts mag die Zwangskrankheit lieber, als ungestört zu arbeiten, ohne dass ihr jemand dazwischenredet. Wie ein Diktator eben, der am liebsten alleine herrscht.

Apropos »alleine«: Alleine ist man als Zwangskranker definitiv nicht! Man geht davon aus, dass circa 2 bis 3 Prozent der Bevölkerung irgendwann in ihrem Leben mit Zwängen zu kämpfen hat. Also ganz grob mindestens eine Million Menschen in Deutschland, eher zwei Millionen. Häufig wird die Zahl 1,6 Millionen genannt. Aber man sollte solch schwer zu messenden Zahlen nicht zu sehr trauen, bloß weil ein Komma drinsteht. Doch man könnte ganz grob sagen, wenn Sie zum Beispiel auf einem Helene-Fischer-Konzert mit 20 000 Besuchern sind (warum auch immer), leiden statistisch gesehen ungefähr 400 bis 600 der Besucher aktuell oder irgendwann in ihrem Leben an Zwängen. Da könnte man eigentlich direkt eine Selbsthilfegruppe gründen. Möglicher Name: »Zwanglos durch die Nacht«.

PS:
Menschen mit einer zwanghaften Persönlichkeit sind etwas anderes als Menschen mit Zwangsstörungen. Erstere sind Charaktere, die sehr penibel sind oder Ordnung und Regeln äußerst wichtig finden. Vermutlich

haben Sie jetzt das Bild eines sehr kauzigen Rentners im Kopf, der ständig die Nummernschilder der Falschparker notiert und seine Nachbarn, die den Flur nicht kehren, bei der Hausverwaltung meldet.

Der große Unterschied ist aber: Menschen mit einer zwanghaften Persönlichkeit empfinden ihr Handeln im Gegensatz zu Zwangskranken überhaupt nicht als übertrieben oder sinnlos, sondern als genau richtig. Sie haben überhaupt kein Problem damit. Aber eben ihre Umgebung.

Denken oder handeln?

Nun müssten Sie eigentlich einen ganz guten Überblick über Zwangsstörungen erhalten haben. Außerdem haben Sie gelernt, wie man Elefanten, die es nicht gibt, am besten vertreibt. Das kann im Alltag immer mal nützlich sein. In vielen Teilen Deutschlands gibt es schließlich keine Elefanten. In diesem Kapitel (und dann haben wir den »theoretischen Teil« auch beinahe überstanden) würde ich Ihnen gerne noch erklären, was der innerste Kern der Zwangsstörung ist. Warum sie entsteht. Dazu lohnt sich ein Blick auf die Sprache.

Im deutschen Sprachraum unterscheidet man bei der Betrachtung von Zwangsstörungen oft zwischen Zwangshandlungen und Zwangsgedanken. Das ist leider ein bisschen verwirrend, weil es so klingt, als seien es zwei verschiedene Ausprägungen der Zwangserkrankung. Als hätte man entweder das eine oder das andere. Dabei gehören beide sehr eng zusammen.

Hinter den meisten Zwangshandlungen steht ein Zwangsgedanke, der erst zu dieser Handlung führt. Nehmen wir meinen Waschzwang: Die eigentliche

Zwangshandlung, also übertriebenes Achten auf Hygiene und vor allem das Händesäubern, war gar nicht unbedingt das Problem. Das Hauptproblem war die dahinterstehende Angst vor Infektion, Bakterien und Viren. Also der Zwangsgedanke, andere oder mich selbst mit etwas anzustecken. Verschwindet dieser zwanghafte Gedanke, besteht absolut kein Grund mehr, die Hände zu waschen. Hätte ich nicht den Zwangsgedanken, dass jemand wegen mir verunglücken könnte, müsste ich auch keine Tomaten aufheben und nicht kontrollieren, ob es irgendwo brennen könnte.

Hinter jeder Art von Zwang steckt solch ein beunruhigender Gedanke. Man spricht hier auch von »aufdringlichen Gedanken«. Diese aufdringlichen Gedanken zeigen sich ab und an bei nahezu allen Menschen, aber bei einer Zwangsstörung sind sie außer Kontrolle geraten und kommen sehr viel stärker und häufiger vor.

Eine weitere Ungenauigkeit bei dem Begriff Zwangshandlung: Eine Zwangshandlung muss nicht unbedingt aus einer Handlung bestehen, sondern kann sich auch im ganz bewussten Vermeiden von Aktivitäten äußern. Wer einen Waschzwang hat, könnte zum Beispiel ganz strikt öffentliche Toiletten boykottieren oder niemals anderen Menschen die Hand geben. Das häufige Waschen ist nur der Teil des Zwangs, den andere eventuell noch sehen können. Der Rest lauert wie bei einem Eisberg versteckt im Verborgenen und besteht oft aus Vermeiden und explizitem Nicht-Handeln!

Im Englischen ist das alles ein bisschen klarer formuliert. Sie haben den Begriff OCD ja schon kennengelernt: Obsessive-compulsive disorder. Man unterscheidet zwischen *obsession* und *compulsion*. »Obsession« meint das, was den Zwangskranken beschäftigt. Also zum Beispiel Ängste und Sorgen – eben die aufdringlichen Gedanken. »Compulsion« bezeichnet das, was er macht, um seine »Obsessions« abzumildern oder zu beseitigen. Zum Beispiel: ganz bestimmte Dinge tun, ganz bestimmte Dinge auf keinen Fall tun, mit anderen Gedanken gegensteuern oder auch gewisse Rituale ausführen.

Einige der verbreitetsten Obsessions sind:

Kontamination durch Schmutz, gefährliche Substanzen, Viren oder Bakterien. Angst, dass jemand oder etwas zu Schaden kommt (zum Beispiel die Wohnung). Ordnung und Symmetrie. Der eigene Körper. Religion. Horten und Sammeln. Sexuelle Themen. Aggressive Gedanken.

Die häufigsten Compulsions, also das, was die Betroffenen zum Ausgleich tun, sind:

Kontrollieren. Waschen und Säubern. Wiederholende Rituale (auch am Körper, zum Beispiel Haare ausreißen). Gedankliche Gegenmaßnahmen. Ordnung, Symmetrie, Genauigkeit. Sammeln. Zählen. Aber auch das Summen von Melodien oder das Aussprechen bestimmter Wörter oder Sätze kann dazugehören.

Die Obsessions und Compulsions ergeben in Kombination dann das Krankheitsbild OCD. Beides, Obsessions und Compulsions, können die verrücktesten Formen annehmen.

Der Journalist David Adam berichtet in seinem Buch
über seine langjährige Angst davor, sich irgendwie mit
HIV anzustecken. Eine relativ verbreitete Obsession.
Eine seiner Compulsions fand ich jedoch bemerkens-
wert. Neben den offensichtlichen Compulsions, wie bei
Sichtung von Blut sofort Reißaus zu nehmen oder sich
zwanghaft zu reinigen, telefonierte er sehr häufig mit
der National Aids Hotline, um sich und seine Gedanken zu beruhigen. Dutzende Male am Tag. So lange, bis
die Mitarbeiter schließlich seine Stimme erkannten und
sich weigerten, immer wieder dieselben Antworten zu
geben. Seine darauffolgende Compulsion ist ein per-
fektes Beispiel für das Denken und die Kreativität eines
Zwangskranken: Er rief mit verstellter Stimme bei der
Hotline an!

Ein weiteres Beispiel: Nehmen wir einen jungen Mann,
der… sagen wir… Angst davor hat, einen Pflasterstein
auf dem Radweg liegen zu lassen und dadurch einen
Unfall nicht zu verhindern. Die Obsession ist hier:
übertriebene Angst vor Schuld und vor Unglücken. Also
Angst, dass jemand oder etwas wegen ihm zu Schaden
kommt. Die vordergründige Compulsion ist das Weg-

räumen der Steine. Klar. Eine weitere, eher versteckte Compulsion ist jedoch, dass er nicht mehr so gerne da spazieren geht, wo es viele Radwege gibt. Er geht lieber woanders. Auch wenn es einen Umweg bedeutet. Oder er bleibt an einem schwachen Tag, wenn ihm alles zu viel wird, ganz einfach direkt im Haus. Er handelt also nicht nur, sondern er vermeidet auch ganz gezielt gewisse Dinge. Dieses Verhalten beschreibt der Begriff »Compulsion« sehr viel besser als Zwangshandlung.

Mit der englischen Formulierung ist es auch leichter zu erklären, dass manche Zwangsgedanken mit Zwangsgedanken bekämpft werden. Es drängt sich beispielsweise ein schlimmer Gedanke über einen Unfall eines nahestehenden Menschen auf. Dieser aufdringliche Gedanke muss mit gedanklichem Zählen bis hundert neutralisiert werden. Im Englischen ist der schlimme Gedanke die Obsession und das Zählen die Compulsion. Im Deutschen sind es einfach zwei Zwangsgedanken oder ein Zwangsgedanke und eine gedankliche Zwangshandlung, was ein bisschen schwammig und verwirrend ist.

***

Was ich noch gerne erwähnen würde: Es ist vollkommen normal, ab und an aufdringliche oder verstörende Gedanken zu haben. Verschiedene Studien haben gezeigt, dass neun von zehn Menschen manchmal erschreckende oder zumindest sehr merkwürdige Gedanken haben[7]. Ich könnte da jetzt einfach runter springen. Mich reizt es ein bisschen, einfach so die Notbremse im Zug zu ziehen. Ich könnte mich mit etwas Schlimmem infizieren. Es sind Viren auf meinen Händen. Ich habe Angst, dass Menschen wegen mir etwas passiert. Ich könnte meinem Partner untreu werden. Ich will nicht schuld an einem Brand sein. Es könnte eine Elefantenhorde auftauchen. Ich hätte Lust, dem Polizisten die Pistole aus dem Halfter zu klauen. Alles sehr verbreitet. Einen oder mehrere dieser Gedanken hat fast jeder ab und an. Na ja… die Sorge mit den Elefanten kennt vermutlich tatsächlich nur der Mann aus dem Scherz.

Bei Zwangskranken verstärken und summieren sich diese unerwünschten Gedanken und Ängste so, dass sie sehr darunter in ihrem Alltag beeinträchtigt werden.

Um genau solche unnormalen aufdringlichen Gedanken abzumildern, entwickeln Zwangskranke verschiedene Strategien, die ihnen etwas Entlastung bringen. Die Compulsions! Also zum Beispiel, Polizisten weiträumig zu meiden, weil man Angst hat, man könnte ihnen wirklich mal die Pistole aus dem Halfter ziehen – obwohl man es nicht will. Diese Compulsions sind ein

---

7 Und der eine von zehn traut sich vielleicht einfach nicht, das in einer Studie zuzugeben.

untrügliches Zeichen dafür, dass den Betroffenen ihre aufdringlichen Gedanken unangenehm sind. Denn sonst gäbe es sie nicht. Sie sind ein Abwehrverhalten des Geistes. Ein bisschen wie Fieber bei einer Infektion. Das ist der Kern der Zwangserkrankung. So entsteht sie bei Menschen, die dazu eine Neigung haben. Der Betroffene sucht verzweifelt einen Weg, die aufdringlichen Gedanken zu beruhigen. Es ist Auf-Holz-Klopfen, das völlig außer Kontrolle geraten ist.

Ein gar nicht so seltener Gedanke bei Eltern ist die Angst, ihr Baby aus Versehen zu verletzen oder gar umzubringen. Zum Beispiel, weil eine Mutter Sorge hat, irgendwann so überfordert zu sein, dass sie ihr Baby schüttelt. Dabei ist es vollkommen okay, als Elternteil Angst zu haben, das Baby falsch zu behandeln. Und es ist auch vollkommen okay, diesen erschreckenden Gedanken ein paarmal zu denken. Ein Elternteil, der aber an kaum etwas anderes denken kann, leidet vermutlich an einer Zwangsstörung. Die Sorge wird zu einem aufdringlichen Gedanken. Ein Ausgleich könnte dann zum Beispiel sein, sich immer wieder in Gedanken zu sagen, dass man das Kind doch liebt und ihm ganz sicher nichts antun wird. Oft hundertfach an einem Tag. Oder fortan das Kind nur ganz vorsichtig anzufassen. Oder das Kind kaum noch zu berühren, weil die Angst zu groß wird. Die Pflege des Kindes komplett an den Partner abgeben.

Paradoxerweise (wobei, eigentlich logischerweise) sind es oft Dinge, die wir am wenigsten wollen, die zu den heftigsten Zwangsgedanken führen können. Nahezu jeder Therapeut wird Ihnen garantieren, dass er sich bei Müttern oder Vätern, die an den eben geschilderten Gedanken über ihr Baby leiden, keine Sekunde Sorgen um das Kind machen würde. Denn – und das ist wirklich wichtig – gerade *weil* es einer der größten Wünsche des Elternteils ist, auf keinen Fall dem Baby schaden zu wollen, kann sich der Zwangsgedanke überhaupt entfalten. Ich kann mich an ein Interview in einer Zeitschrift erinnern, in dem eine Psychologin sagte: »Ich arbeite sehr gerne mit Zwangskranken, sie sind im Grunde die gutmütigsten Menschen der Welt.«

Die Zwangserkrankung aber nutzt diese Gutmütigkeit aus. Sie nährt sich von der Sorge und der Angst von Menschen. Nur so kann sie entstehen. So beginnt die Obsession. Wenn man es noch drastischer formulieren möchte: Eine Mutter, die ihrem Baby wirklich schaden möchte, kann diesbezüglich keine Zwangsstörung entwickeln, weil ihr diese Gedanken keine Angst machen. Oder um ein anderes Beispiel zu nehmen: Wenn Ihnen vollkommen egal ist, ob die Bude abbrennt, werden Sie wohl kaum einen Zwang entwickeln, der Sie ständig den Herd kontrollieren lässt.

Denn anders – ich wiederhole mich hier gerne – würde es für die Zwangsgedanken, oder Obsessions, nicht funktionieren. Sie brauchen diese Ängste, Sorgen oder Ekelgefühle. Aus ihnen wachsen sie. Mit Sonnenschein und Sorglosigkeit können sie nicht umgehen. So wird beispielsweise niemand auf der ganzen Welt unter der zwanghaften Angst leiden, in ein riesiges Fass Zuckerwatte zu fallen. Vor allem, weil dieser kleine Unfall keine größere Angst, Sorge oder Ekel bereitet und eher angenehm wäre. Zum anderen, weil leider selten große Fässer mit Zuckerwatte irgendwo rumstehen, was nebenbei bemerkt ein mittlerer Skandal ist.

Aber wenn es tatsächlich einen Menschen gäbe, der diese spezielle Zwangsstörung zeigen würde, könnte man sie so beschreiben:

Angst und Ekel vor Zuckerwatte: Zwangsgedanke/ Obsession. Den ganzen Tag zu Hause bleiben, um nicht in ein Zuckerwattefass zu fallen, oder nur mit einem Schutzanzug aus dem Haus gehen: Zwangshandlung/ Compulsion.

So. Das war trotz des süßen Abschlusses nun ein ganz schön ernstes Kapitel. Es wird auch wieder ein bisschen fröhlicher. Versprochen! Wie wäre es, wenn wir zunächst ein paar Unklarheiten beseitigen?

Häufig gestellte Fragen

Es gibt da auch ein paar Mythen und Klischees über Zwänge, die ich gerne entkräften würde. Dazu würde ich an dieser Stelle gerne ein etwas anderes Format ausprobieren.

Im Internet findet sich auf sehr vielen Seiten eine Rubrik, die FAQ heißt. *Frequently Asked Questions.* Diese »häufig gestellten Fragen« gibt es natürlich auch beim Thema Zwangserkrankung. Also habe ich ein paar Fragen gesammelt, die ich besonders oft zu hören bekomme. Gleichzeitig habe ich auch ein paar Fragen in die Liste mit aufgenommen, die ich selbst besonders interessant finde. Legen wir los!

Musst du auf Bürgersteigen merkwürdig gehen und darfst zum Beispiel nicht auf die Fugen zwischen den Steinen treten?
Nein. Die Gefühle der Fugen sind mir egal. Ich trete sie mit Füßen. Ich habe keine Zwänge, die mit bestimmten Zonen zu tun haben, über die man nicht gehen darf oder die man nur auf eine bestimmte Art betreten darf. Ich achte bei Bürgersteigen nur darauf, dass dort nichts liegt, was anderen gefährlich werden könnte.

Schämt man sich für seinen Zwang?

Ja. Sehr. Ich zumindest. Nicht für die Krankheit an sich. Damit komme ich klar. Aber einzelne Zwänge und Gedanken finde ich schon sehr peinlich. Weil sie so irrational sein können und ich das eigentlich gar nicht bin.

Wie viele Stunden am Tag wird man von seinem Zwang gestört?

Das hängt sehr stark mit dem Krankheitsbild zusammen. Alles ist möglich. Bei manchen sind es nur zwanzig Minuten am Tag, bei anderen eigentlich durchgehend, rund um die Uhr. Bei mir sind es, wenn ich alles zusammenrechne, eine halbe bis zu sechs Stunden am Tag. Ersteres an guten Tagen, Letzteres an sehr, sehr schlechten Tagen. Aber so ganz genau kann man das nicht sagen. Es ist ein bisschen wie die Frage: Wenn du frisch verliebt bist, wie viele Stunden bist du es dann am Tag?

Träumt man von seinen Zwängen?

Das kann ich nur für mich beantworten. Bei mir ist es manchmal so. Aber glücklicherweise sehr selten. Ich meine allerdings, beobachtet zu haben, dass ich eher dazu neige, von Zwängen zu träumen, wenn diese im Alltag gerade besonders stark sind.

**Empfindest du dein Verhalten, also die Zwangs-
handlungen und -gedanken als störend?**

Natürlich. Aber das gehört zur Definition der Krankheit. Zwangskranke sind sich ihrer Zwangshandlungen
und -gedanken sehr bewusst und nehmen diese als störend war. Wenn ihr Verhalten sie nicht stört, gehören
sie im Grunde nicht zu den Zwangskranken. Wer sich
also mit großer Begeisterung alle zehn Minuten die
Hände wäscht, da so richtig Lust drauf hat und denkt
»Juchuuu, endlich wieder Seife!«, leidet vermutlich
nicht unter einer Zwangsstörung.

Was gibt dir der Zwang?

Interessante Frage. Im Grunde nichts, denn er macht
eigentlich nur alles sehr viel komplizierter und sorgt dafür, dass ich oft ängstlich und gestresst bin.

Wenn man es aber positiv sehen möchte – und ich
bin fest davon überzeugt, dass in den meisten negativen Ereignissen auch etwas Positives steckt –, könnte
man sagen: Einige (zumindest im Nachhinein) sehr unterhaltsame Anekdoten habe ich nur durch den Zwang
erlebt. Ich habe außerdem durch den Zwang die Ge-
lassenheit erlernt, mit nahezu allem irgendwie klarzu-
kommen. Denn wenn ich mit dieser Krankheit leben
kann, meistere ich auch alle anderen Probleme, egal
wie groß sie sind. Zudem sorgt der Zwang dafür, dass
ich nicht zu überheblich werde. Er erdet mich dahinge-
hend ein wenig, weil ich weiß, dass ich nicht nur kreativ

und humorvoll und einigermaßen erfolgreich bin, sondern gleichzeitig auch sehr, sehr schwach und unsicher
sein kann. Er sorgt außerdem dafür, dass ich Menschen,
denen es psychisch schlecht geht, ganz gut verstehen
kann. Mein Zwang ist darüber hinaus immer ein gutes
Gesprächsthema – wenn man sich denn erst mal dazu
entschieden hat, darüber zu sprechen.

**Was würde sich für dich positiv verändern, wenn
du es einfach lässt mit deinen Zwängen?**
Das ist nicht so einfach zu beantworten. Natürlich wäre
es für die meisten Zwangskranken sehr viel angenehmer,
wenn sie es sein lassen könnten. Da sind wir wie Rau-
cher – nur ohne den Genussfaktor. Allerdings kann man
beispielsweise einem Menschen mit starkem Waschzwang nicht einfach sagen: Lass jetzt alles so stehen und
liegen, wasche deine Hände nicht mehr, wir gehen jetzt.
Er würde sich dann sehr, sehr unwohl fühlen und möglicherweise überhaupt nicht mehr klarkommen. Für mich
selbst kann ich sagen: Immer häufiger schaffe ich es, es
sein zu lassen, manchmal leider nicht. Es wäre ein Traum,
wenn die Seite an mir, die es schafft, immer stärker werden würde. Und das ist immer auch mein Ziel. Positiv
verändern würde sich dann für mich, dass ich viel mehr
Zeit und deutlich weniger Angst und Sorgen hätte. Aber
komplett zwangfrei zu leben ist vermutlich eine Illusion –
das sagen leider auch die meisten Experten. OCD ist eine
Krankheit, die sehr schwer vollständig zu heilen ist.

Aber wenn sie einfach weg wäre, wäre ich weniger ängstlich, hätte mehr Zeit, würde andere weniger nerven. Kurzum: Ich wäre glücklicher.

Weißt du, wie es dazu gekommen ist?
Nein, leider nicht. Für mich selbst habe ich nur so ein paar Indizien oder Vermutungen. Die sind mir aber zu vage, um sie hier zu nennen. Zudem deuten die Forschungsergebnisse, die es bereits gibt, darauf hin, dass es sehr verschiedene Gründe geben kann.

Manchmal habe ich das Gefühl, die Zwänge sind der Preis dafür, dass ich kreativ denken kann. Ich kann mir sehr gut neue, lustige oder interessante Dinge ausdenken – ich kann mir leider aber auch sehr gut Katastrophen vorstellen. Ich bin also in eine positive und in eine negative Richtung sehr einfallsreich. Das ist zwar Quatsch, aber es macht die Krankheit manchmal erträglicher.

Welche Faktoren in deinem Alltag sorgen für Verbesserung oder Verschlimmerung deiner Zwänge?
Bei mir ist es kurzfristig sehr oft Stress, der den Zwang verstärkt. Ironischerweise ist dieser Stress manchmal ausgelöst durch andere Zwänge. Der Zwang führt also zu Stress, und der führt zu noch mehr Zwängen (ich weiß, lieber Lektor, schon vier Mal das Wort »Zwang« in den letzten Sätzen! – Und schon wieder.). Ansonsten ist es wie bei vielen anderen psychischen Leiden:

Neben Stress wirken sich belastende Ereignisse, Rück-schläge, Probleme in der Beziehung, Zukunftsängste oder finanzielle Probleme nachteilig aus. Also alles, was negativ ist.

Außerdem vor allem langfristig ganz schwierig: Ein-samkeit.

Umgekehrt ist es bei mir leider nicht so, dass sich großes Glück im Privaten sofort mildernd auf meine Zwänge auswirkt. Vielleicht ein wenig. Was ich aber bei mir immer wieder festgestellt habe: Es tut mir sehr gut, mit anderen Menschen zusammen zu sein. In Gesell-schaft zu sein. Eine Beschäftigung zu haben. Also sozial integriert zu sein. Das hilft fast immer dabei, weniger Zwänge zu haben.

Kann man sich von seinen Zwängen ablenken?
Ja. Von manchen schon. Mir hilft es, wie gerade schon beschrieben, sehr, in Gesellschaft zu sein. Mit anderen zu reden. Aufgaben zu haben. Eben abgelenkt zu sein. Ab und an fällt mir dann nach einer Weile ein: Toll, jetzt hast du einfach mal zwei Stunden nicht an irgend-welche Zwänge gedacht. Ein kleiner Erfolg.

Zudem kann ich in Gesellschaft nicht allen Zwängen so nachgehen, wie ich es möchte. Ich muss mich unter Leuten mehr zusammenreißen. Muss die Zwänge ver-stecken. Das ist zwar schwierig, aber auch ein wenig wie eine automatische, eingebaute Konfrontationstherapie:

Dadurch, dass ich ihnen nicht nachgebe, weil ich mir vor anderen nicht die Blöße geben mag, werden die Zwänge schwächer. In Gesellschaft anderer Menschen einem Zwang nachzugeben ist also für mich ein wenig wie vor anderen in der Nase zu popeln: Auch wenn ich manchmal gerne würde, ich versuche es mir zu verkneifen.

Was mir neben der Gesellschaft anderer auch helfen kann: Ablenkung durch einen Film, ein Computerspiel oder einfach in die Arbeit stürzen. Aufgaben haben. Etwas erledigen. Dieses Buch schreiben.

Wie kann man dich oder andere Zwangskranke unterstützen?
Mir hilft es im Beruf, aber auch im Privaten sehr, wenn ich ein kleines bisschen mehr Ruhe und Zeit als andere zugestanden bekomme. Damit ich nicht in die Stresssituationen gerate, die alles verschlimmern. Wenn jemand offen über seine Krankheit spricht, kann es auch nicht schaden, einfach zu fragen: Was sind deine Probleme? Was bereitet dir besonders starke Schwierigkeiten? Wie können wir das gemeinsam besser lösen?

Was würdest du am meisten vermissen, wenn die Zwänge plötzlich weg wären?
Im Grunde nichts. Im Gegenteil: Das wäre ziemlich schön. Allerdings lebe ich schon so lange mit Zwängen, dass ich sie als Teil von mir akzeptiert habe. Vielleicht

wäre es dann zumindest seltsam, wenn sie auf einmal weg wären und ich würde sie auf eine merkwürdig nostalgische Art »vermissen«.

Mein Bruder und ich hatten beide einen kleinen Knubbel am Rücken. Genau an derselben Stelle. Ein kleines biologisches Band zwischen zwei Geschwistern. Ich habe den unschönen Knubbel irgendwann von einem Arzt entfernen lassen. Mein Bruder fand das ein wenig unsentimental. Vielleicht würde ich den Zwang so vermissen wie er heute meine kleine Beule am Rücken.

Wie gehen andere Menschen in deinem Umfeld mit deiner Krankheit um?

Die meisten von ihnen wussten bis zum Erscheinen dieses Buchs überhaupt nichts davon. Die wenigen, die es zuvor wussten, sind sehr rücksichtsvoll und immer auch sehr interessiert daran, wie sich das genau äußert. Außerdem macht es die gemeinsam verbrachte Zeit einfacher, wenn sie davon wissen. Ich muss ihnen zum Beispiel beim Spazierengehen nicht erklären, warum ich mich so oft umdrehe oder mir bestimmte Dinge sehr lange anschaue.

Weiß man, dass man in einer nicht endenden Schleife gefangen ist?

Ja, der Zwangskranke weiß das. Und er weiß, dass diese Schleife umso enger wird, je öfter er seinen Zwängen nachgeht. Eine Ausnahme bilden Menschen, die darunter leiden, es aber noch gar nicht wissen. Das kommt leider sehr häufig vor. Zum Beispiel, weil die Krankheit nie diagnostiziert wurde, weil Betroffene ihre Zwänge vor sich selbst herunterspielen oder weil sich die Zwänge nur ganz langsam in den Alltag einschleichen und es den Betroffenen deshalb schwerfällt, sie als solche zu erkennen. Zudem gibt es soziale oder kulturelle Umfelder, in denen psychischen Krankheiten noch immer ein Tabu sind, was ebenfalls dazu führen kann, dass die Krankheit nicht entdeckt oder thematisiert wird. All die Menschen sind unter Umständen in dieser Schleife gefangen und begreifen gar nicht so genau, was da vor sich geht. Auch bei mir hat es ja Jahre oder eher Jahrzehnte gedauert, bis aus diesen komischen Gedanken beim Händewaschen die handfeste Diagnose OCD wurde.

Empfindest du den Moment der Erfüllung deines Zwangs eher als Hoch (Genuss im allerweitesten Sinn) oder als Tief (Qual)?
Sehr gute Frage. Die Antwort ist: beides. Es ist oft ein wenig wie betrunken zu McDonald's gehen. In dem Moment will man den labbrigen Burger unbedingt, später bereut man es dann.

Das war natürlich ein wenig flapsig formuliert, aber im Kern stimmt es: Man fühlt sich sehr stark zu etwas gezwungen, was nüchtern betrachtet nicht unbedingt nötig gewesen wäre.

Bist du sehr ordentlich?

Ja. Aber das hat eher nichts mit dem Zwang zu tun. Zumindest nicht direkt.

Bei mir ist es eher so: Wenn der Kopf so wirr ist, soll wenigstens meine Umgebung Ruhe und Sicherheit ausstrahlen. Daher mag ich es lieber ordentlich und aufgeräumt.

Nicht jeder, der an einer Zwangserkrankung leidet, ist übermäßig ordentlich. Es sind sogar verhältnismäßig wenige, deren Zwang sich darauf fixiert. Daher ist diese Verbindung von der Zwangserkrankung mit Ordnung und Symmetrie oft ein Klischee. Einige Menschen, die unter ernsten Zwängen leiden, finden es furchtbar nervig, immer darauf reduziert zu werden. Noch schlimmer: Wenn Leute, die es einfach nur gerne symmetrisch und ordentlich mögen oder bei manchen Dingen sehr penibel sind, sagen, sie hätten OCD. Das verharmlost die Krankheit.

Übrigens: Zwanghaftes Sammeln und Horten (Stichwort: Messie) gehört ebenfalls zum Spektrum der Krankheit. Also mehr oder weniger das genaue Gegenteil von Ordnung.

Hat man immer die gleichen Zwänge?

Nein. Häufig nicht. Es kann sich auch stark verschieben. Manche Zwänge werden mit der Zeit stärker, andere schwächer. Einige verschwinden fast ganz, so wie mein Waschzwang, dafür können neue auftreten. Es kann sich insgesamt ziemlich viel verändern. Es *muss* nicht, aber es *kann*. Außerdem kann die Empfänglichkeit für Zwänge generell mit der Zeit stark schwanken. Zum Beispiel können Zwänge in Krisenzeiten stärker sein oder durch Therapie schwächer werden.

Was sind die nervigsten Fragen bezüglich deiner Zwänge?

Es gibt keine Fragen, die ich als sonderlich »nervig« empfinde. Ich freu mich eigentlich immer, wenn jemand interessiert ist. Wenn es aber darum geht, welche Fragen ich oft höre: »Kontrollierst du deinen Herd?« und »Gehst du zu einem Therapeuten?«.

Kontrollierst du deinen Herd?

Ja.

Gehst du zu einem Therapeuten?

Ja.

Wie akkurat ist die Darstellung von OCD im Fernsehen, zum Beispiel bei der Serie »Monk«, dem zwangskranken Ermittler?

Ich kann mir Monk nicht anschauen, weil es insgesamt 125 Episoden sind und diese ungerade Zahl Unglück bringt. Kleiner Scherz. Aber im Ernst: Ich habe von Monk trotzdem nie mehr gesehen als ein paar kurze

Ausschnitte. Merkwürdig eigentlich. Ist doch genau mein Thema. Generell ist es aber häufig zu beobachten, dass in den Medien, aber auch in der Gesellschaft die Krankheit oft mit Zählen, Ordnen, Symmetrie und dem Überprüfen des Herds verknüpft ist. Bisweilen auch mit eher harmlosen Spleens. Das ist alles nicht ganz falsch – es ist aber nur die Spitze des Eisbergs.

Wenn Sie sich dafür interessieren, wie eine Zwangsstörung in sehr ausgeprägtem Maß aussehen kann, empfehle ich den Film »Eight« (dt.: »Acht«) von Peter Blackburn. Ein sehr anstrengender, äußerst verstörender Film über eine Frau mit Zähl- und Waschzwang, die in ihrer Wohnung und in ihrem Zwangssystem gefangen ist. Aber ich warne noch mal ausdrücklich: Das ist kein Popcorn-Kino, und ich habe den Film nur durch viel Vorspulen ertragen. Deutlich unterhaltsamer ist die spanische Komödie »Toc Toc« von Vicente Villanueva über sechs Zwangskranke, die sich in dem Vorzimmer eines Therapeuten treffen. Zwar bleibt der Film ein wenig an der Oberfläche, aber er gibt einen guten Eindruck darüber, wie vielfältig Zwänge sein können – und zeigt zudem die komische Seite der Krankheit.

Haben Zwänge irgendetwas mit Missbrauch zu tun?

Nein. Allerdings können Menschen, die missbraucht wurden, eher dazu neigen, Zwänge zu entwickeln. Schließlich ist das ein riesiges Trauma. Zudem ist ein nicht seltener Zwangsgedanke die Angst, man könnte jemanden missbrauchen. Dass Menschen, die diese Art von Zwangsgedanken haben, aber tatsächlich jemanden missbrauchen, ist nahezu ausgeschlossen. Sonst hätten sie keine Angst davor.

Sind Menschen mit Zwangsstörung gefährlich?
Ja. Definitiv. Wenn man eine kleine Horde Bakterien ist, die auf dem Waschbecken lebt, kann jemand mit Reinigungszwang einem schon gefährlich werden.

Ist OCD eine Superkraft und alle, die das haben, Künstler oder richtig intelligent?
Nein. Es kann jeden treffen. Wie Karies. Und so wie Karies bei ganz normalen, aber auch bei sehr klugen Menschen auftreten kann, ist es auch mit OCD. Nur dass es gegen Zwänge keine Zahnbürste gibt. Und wenn doch, habe ich ziemlich oft vergessen zu putzen.

Sind Zwänge ein Luxusproblem, das nur auftritt, weil Menschen zu viel Zeit haben?
Nein. Wie gesagt: Es kann alle Menschen in jedem Land der Welt unabhängig von ihren finanziellen und sozialen Möglichkeiten treffen. Der Zwang schaut nicht auf den Kontostand, bevor er sich einnistet.

Was ich jedoch manchmal denke: Früher hatten die Menschen vielleicht nicht die Möglichkeiten, sich so sehr aus der Gesellschaft oder dem Leben zurückzuziehen, wie es heute möglich ist. Wenn man es mal sehr vereinfacht sagen möchte:

Ein junger Mann auf einem Bauernhof im 18. Jahrhundert hatte wenig Chancen, sich der Arbeit mit Dreck, Schmutz und Fäkalien zu entziehen, selbst wenn er diesbezüglich Ängste oder Ekel entwickelt hatte. Er musste mit anpacken. Hat man dieselben Zwänge heutzutage, ist es sehr viel einfacher, sie zu umgehen. Dieses Ausweichen und Umgehen verstärkt jedoch häufig die Krankheit.

Hast du Angst davor, deine Krankheit an dein Kind zu vererben?

Nicht unbedingt große Angst, aber daran gedacht habe ich schon öfter. »Zwanghafte« Phasen kommen aber bei fast allen Kindern vor. Diese legen sich dann aber auch wieder. Ich würde mit meinem Sohn allerdings sofort professionelle Unterstützung aufsuchen, wenn ich merken würde, dass diese Phasen ungewöhnlich stark werden oder länger andauern, als es üblich ist. Denn je früher man eingreift, desto besser ist die Krankheit in den Griff zu bekommen.

Was ist der Unterschied zwischen kleinen Macken und ernsthaften Zwängen?

Das werden Sie im nächsten Kapitel erfahren.

Stimmt es, dass Menschen mit Zwangserkrankung ein bisschen besser im Bett sind als andere?
Absolut!

Der schmale Grat, oder:
Wann wird eine Macke zum Zwang?

Wenn ich über meine Krankheit mit anderen Menschen rede, was mir in letzter Zeit leichter fällt, da ich in diesem Buch ohnehin darüber schreibe, gibt es hauptsächlich zwei Reaktionen, die sehr unterschiedlich ausfallen.

Die eine Reaktion ist betretenes Schweigen oder Ignorieren. Oft gefolgt von einem schnellen Themenwechsel. Vermutlich, weil das Thema der Person unangenehm ist, sie nichts Falsches sagen möchte oder sie gar nicht weiß, was sie sagen soll. Vielleicht ist es ihr auch egal. Wie auch immer: Diese Reaktion ist glücklicherweise relativ selten.

Deutlich öfter kommt es vor, dass sich ein lebhaftes Gespräch entwickelt, verbunden mit vielen interessierten Fragen meines jeweiligen Gegenübers. Im Verlauf dieses Gesprächs fällt dann häufig die Formulierung »Ich habe da auch so eine Macke!«. Manchmal ist es auch ein Bekannter oder Verwandter, der diese Macke hat. Ab und zu ist es auch der berühmte »gute Freund«…

Aber auch in meiner eigenen Familie gibt es Menschen mit Schrullen! Meine Schwester zum Beispiel muss immer das Schlafzimmer lüften, bevor sie zu Bett geht. Nicht nur wegen der frischen Luft – damit hat es vielleicht mal angefangen –, sondern vor allem wegen des Rituals. Sie möchte ohne diese Vorbereitung nicht schlafen. Es ist nicht die Luft, die ihr das Einschlafen ermöglicht, sondern der immer gleiche Ablauf. Sie weiß natürlich selbst, dass das ein wenig irrational ist. Wie viele andere Spleens eben auch. Trotzdem geben wir ihnen nach.

Es gibt einige Menschen, die ihren Kaffee morgens nur aus einer bestimmten Tasse trinken möchten. Alles andere ist für sie eine große Herausforderung. Ein weiterer schöner Spleen vieler Menschen ist, dass der Akku des Smartphones immer auf hundert Prozent sein muss, bevor man das Haus verlässt. Oder die Lautstärke am Fernseher muss stets auf einer geraden Zahl eingestellt sein. In einem Internetforum habe ich dieses wunderbare Fundstück entdeckt: »Ich muss immer Nudeln im Hause haben – sonst werde ich nervös.« Es gibt Menschen, die ungerne auf Fugen treten, es gibt Menschen, die ihre Weckzeit stets auf Primzahlen oder aber auf keinen Fall auf Primzahlen stellen, und der Tick, beim Tanken auf einen möglichst geraden Geldbetrag zu kommen, ist sogar so weit verbreitet, dass es fast schon ein Spleen ist, wenn einem »Die Fünf? Das macht dann 67,83 Euro« an der Kasse nichts ausmacht.

Auf Twitter habe ich neulich folgendes Zitat von einem Zeitungsredakteur gelesen: »Ich habe so Angst, dass, wenn ich einen Nachruf vorbereite, die Person dann plötzlich stirbt und ich mich schuldig fühle.« Kann ich persönlich gut nachvollziehen. Vom nächsten Spleen, ebenfalls ein Netzfundstück, bin ich hingegen verschont geblieben: »Wenn ich an einer Dönerbude vorbeilaufe, muss ich immer schauen, wie viel Fleisch noch auf dem Spieß ist.« Sie sehen, es ist bei den zahlreichen Ticks für jeden Geschmack etwas dabei! Ein paar weitere Macken haben wir ja schon in Kapitel drei kennengelernt. Sie erinnern sich? Nicht das erste Produkt aus dem Regal nehmen oder den Fernseher nur bei einem »harmlosen« Bild ausschalten können.

Genau über solche Spleens, und wie sie sich von einem echten Zwang abgrenzen, würde ich gerne in diesem Kapitel reden. Denn ich habe oft die Erfahrung gemacht, dass Menschen nicht so genau wissen, was noch ein Spleen ist und wann ein Zwang beginnt. Kein Wunder, ist ja auch nicht ganz einfach. Aber Spleens sind meist sehr harmlos und kein Grund zur Sorge. Meine Schwester ist im Gegensatz zu mir definitiv nicht zwangskrank. Sie folgt eben vor dem Einschlafen einem Ritual, das leicht unsinnig ist. Mehr nicht. Und sie ist nicht alleine mit solchen Ritualen. Nur weil Sie vielleicht Ihre Bücher streng nach Farben sortieren und Ihr Schreibtisch stets perfekt aufgeräumt ist, leiden Sie nicht unbedingt an OCD. Vielleicht haben Sie einfach nur eine seltene Krankheit mit dem verrückten Namen »Ordentlichkeit«.

Daher also vorab eine kleine Entwarnung: Wenn Sie auch schon mal Formulierungen wie »Mein Spleen …«, »Meine Macke …«, »Mein Tick …«, »Meine Eigenart …«, »Meine Marotte …«, »Mein Fimmel …«, »Meine Schrulle …«, »Mein kleines Geheimnis …« oder auch – angelehnt an die berühmte Fernsehserie – »Mein innerer Monk …« benutzt haben: Das, was Sie danach sagen, ist sehr oft harmlos und weit verbreitet. Allein die hohe Anzahl der verschiedenen Namen für solche Phänomene legt ja schon nahe, dass sehr viele Menschen davon betroffen sind. Vermutlich ist es sogar unwahrscheinlicher, gar keinen Tick zu haben.

Manche dieser Spleens haben eine halbwegs vernünftige Grundlage. So ist es ja gar nicht verkehrt, immer Nudeln im Haus zu haben oder so zu tanken, dass man den Betrag bezahlen kann, ohne Klimpergeld in die Hand gedrückt zu bekommen. Andere sind vollkommen irrational. Wenn 21 die perfekte Lautstärke beim Fernsehen ist, ist es eigentlich Unsinn, auf 22 hochzudrehen, nur weil das eine gerade Zahl ist. Den Fleischstatus am Dönerspieß zu überprüfen gehört natürlich auch in die Kategorie der eher nicht ganz so nötigen Handlungen.

Doch die meisten von uns kennen solche leicht merkwürdigen Verhaltensweisen. Aberglaube, schwer erklärbare Gewohnheiten, Glücksbringer, Unglücksbringer oder auch die Angst vor bestimmten Zahlen. Erinnern Sie sich an das »Klopfen auf Holz« oder den Fußballer, der immer den linken Schuh zuerst anziehen muss!

Bei der Zahl 13 ist dieses spleenige Verhalten besonders auffällig! In hohen Gebäuden oder Hotels wird ab und an auf diese Stockwerksbezeichnung verzichtet, sie wird einfach übersprungen. Nach dem 12. kommt direkt der 14. Stock. Eigentlich ganz schön verrückt. Da planen rationale Architekten ein Hochhaus ohne ein gesamtes Stockwerk, nur weil manche sich mit der 13 unwohl fühlen.

Aber es geht noch weiter: In einigen Fluggesellschaften, wie zum Beispiel bei der Lufthansa, werden Sie keine Sitzreihe mit der Zahl 13 finden, manche Krankenhäuser verzichten auf ein Zimmer mit dieser Nummer, und sicher werden einige Paare lieber nicht an einem Freitag, den 13., heiraten.

Sie wissen natürlich längst, dass man so etwas *Triskaidekaphobie* nennt – die Angst vor der Zahl 13. Aber wenn diese Zahl so viel Unglück bringt, warum überspringen wir bei unseren Kindern dann nicht auch das 13. Lebensjahr? Nach dem 12. käme dann direkt der 14. Geburtstag. Wie bei den Gebäuden. So schlimm scheint die Zahl dann doch nicht zu sein. Bisher geht es auffällig vielen dreizehnjährigen Teenies nämlich eigentlich ganz gut – bis auf die blöde Akne und die Fünf in Mathe.

Sie ahnen, worauf ich hinauswill: Es ist vermutlich so, dass die Zahl 13 einfach nicht sonderlich viel Unglück bringt. Das kann man ja schon daran merken, dass in anderen Ländern andere Zahlen Glück oder Unglück bringen sollen. In Italien und Brasilien zum Beispiel die Zahl 17. Die Lufthansa hat deswegen in ihren Flugzeugen übrigens auch keine Reihe 17. Der Kranich nimmt die Sache mit den Zahlen anscheinend ganz schön ernst!

Ebenso wie mit den Zahlen ist es mit den vielen kleinen Macken und Spleens, die wir haben. Es ist rational betrachtet eigentlich egal, ob wir ihnen nachgehen oder nicht. Es macht keinen Unterschied. Nur fühlen wir uns eben irgendwie wohler, wenn wir sie ausführen – so wohl, wie meine Schwester sich in einem frisch gelüfteten Zimmer fühlt.

Ein weiteres Beispiel für Spleens: Wetten mit sich selbst. Sie können gerne mit sich selbst ausmachen, dass Sie den tollen Job, für den Sie sich beworben haben, auf jeden Fall bekommen, wenn die nächsten fünf Ampeln grün sind. Aber da diese fünf Ampeln nicht auf magische Weise mit dem Personalverantwortlichen in dem Unternehmen Ihrer Wahl verbunden sind, besteht leider null Komma null Zusammenhang zwischen diesen beiden Ereignissen. Sie haben auch noch ganz gute Chancen, wenn die dritte Ampel plötzlich auf Rot springt. Wirklich! Umgekehrt werden Sie bei einer Absage ja auch nicht antworten »*Vielen Dank für Ihre Nachricht. Ich muss meiner Nicht-Einstellung leider widersprechen. Die fünf grünen Ampeln haben vorausgesagt gesagt, dass ich den Job auf jeden Fall bekomme. Werde am Montag bei Ihnen erscheinen und meine Stelle antreten. Bis dann!*«. Obwohl… bei der Lufthansa könnten Sie mit diesem Schreiben eventuell sogar Erfolg haben.

Warum fürchten sich viele von uns trotzdem ein wenig vor Unglückszahlen, und warum halten wir uns an solche irrationalen Rituale, obwohl wir eigentlich wissen, dass das alles Unsinn ist? Warum geht es manchen von uns besser, wenn die Bleistifte exakt parallel zur Tischkante liegen? Unser Gehirn mag direkte Zusammenhänge, Ordnung, Sicherheiten, Berechenbarkeit. Die Welt ist ja schon kompliziert genug. Spleens und Routinen geben häufig ein wenig Struktur.

Wie stark wir uns an Routinen gewöhnen, können Sie sehr gut selbst testen, wenn Sie diese leicht verändern. Wenn Sie beispielsweise immer erst das Radio anschalten, nachdem Sie morgens aus dem Bad kommen, kann es sich sehr merkwürdig anfühlen, wenn es davor schon läuft. Wenn Sie immer erst eine Tasse Tee trinken und danach frühstücken, kann es befremdlich sein, wenn Sie mal vor Ihrem Tee ein Brötchen essen. Ich selbst putze mir immer vor dem Duschen die Zähne. Mache ich es ausnahmsweise einmal umgekehrt, fühlt es sich irgendwie falsch an. Das hat nicht viel mit Zwängen zu tun, sondern mit Gewöhnung. Noch ein Beispiel von mir: Ich schau meist erst nach 19 Uhr Fernsehen. Schalte ich ihn vorher ein, fühlt es sich fast schon verboten an. Außer, ich bin krank, dann ist es schon okay.

Der Verhaltensforscher und Nobelpreisträger Konrad Lorenz – genau, der mit den Enten – hat einmal davon berichtet, dass er seiner eigenen Veranlagung als Gewohnheitstier entfliehen wollte. Er bemerkte, dass er auf dem Weg zur Arbeit immer eine Strecke auf dem Hinweg nahm und eine andere für den Rückweg. Er probierte, diese beiden zu tauschen, also die Hinstrecke auf dem Rückweg zu fahren und umgekehrt. Doch es fühlte sich für ihn so falsch an, dass er dieses Experiment schnell wieder abbrach.

Wir mögen eben unsere Routinen und Spleens. Deshalb ist es vollkommen okay, wenn Sie Ihren Kaffee nur aus einer bestimmten Tasse trinken. Deshalb ist es vollkommen okay, wenn der Smartphoneakku auf 100 Prozent stehen muss, bevor Sie das Haus verlassen. Und deshalb ist es auch vollkommen okay, wenn Ihnen bei der Zahl 13 etwas unwohl ist oder Sie Dönerspieße überprüfen.

All diese Spleens sind zunächst relativ harmlos. Sie machen unsere Welt bunter, ein bisschen verrückter und die Menschen unterschiedlicher. Das ist doch eigentlich ganz schön. Zwänge sind im Gegensatz dazu nicht schön! Sie engen uns ein. Sie machen die Welt nicht bunter, sondern grauer.

Aber wo ist dann der Unterschied? Nun, die Grenze zwischen eher harmlosen Spleens und gefährlichen Zwängen ist fließend, aber es gibt einige Warnzeichen, die auf Zwänge hindeuten. Vorsichtig sollten Sie sein, wenn Sie merken, dass ein Spleen immer stärker wird. Wenn Sie merken, dass die Spleens mit ungewöhnlich hoher Bedrohung, Angst und Sorge einhergehen. Wenn Sie sich mit Themen vermischen, die Ihnen sehr unangenehm sind (Tod, Ekel, Krankheit, Missbrauch…). Wenn Sie sich stark von Ihnen gestört fühlen oder Sie damit sogar Ihr Umfeld beeinträchtigen. Wenn Sie sich dem kaum noch widersetzen können. Dann geht es gefährlich in die Richtung der »aufdringlichen Gedanken«, die wir vorhin kennengelernt haben – der Motor jeden Zwangs.

Hier noch einmal zur Erinnerung die Definition von Zwangsstörung:

»Es besteht für erkrankte Personen ein innerer
Zwang oder Drang, bestimmte Dinge zu denken
oder zu tun. Die Betroffenen wehren sich zwar
gegen diesen auftretenden Drang und erleben
ihn als übertrieben und sinnlos, können ihm
willentlich jedoch meist nichts entgegensetzen.
Die Störung bringt deutliche Belastungen und
Beeinträchtigungen des Alltagslebens mit sich.«

Zwar würde der erste Teil der Definition auch auf einige
Spleens zutreffen, aber mir scheint hier der letzte Teil
sehr wichtig: die deutlichen Belastungen und Beeinträchtigungen des Alltagslebens. Zudem auch die Un-
fähigkeit, etwas entgegenzusetzen. Je eher es in diese
Richtung geht, desto eher besteht ein ernsthaftes Problem.

Ich bin kein Therapeut, und ich kann und möchte
auch definitiv keiner sein. Ich kann nur schildern, wie
ich meine Krankheit empfinde und wie ich sie von solchen Spleens abgrenzen würde. Wenn Sie den Verdacht haben, dass sich Ihre Spleens den Zwängen nähern, suchen Sie am besten umgehend professionelle
Hilfe auf. So wie ich es auch gemacht habe. Natürlich
auch dann, wenn Sie merken, dass man in Ihrem Fall
gar nicht mehr von kleinen Spleens, sondern von hand-
festen Zwängen wie dem Waschzwang, Kontrollzwang
oder starkem magischen Denken sprechen würde.

Problematisch werden Spleens also, wenn sie größere Folgen haben!

Wenn es Ihnen unmöglich ist, Kaffee zu trinken, obwohl Sie gerne würden – nur weil Sie Ihre Lieblingstasse nicht finden. Wenn Sie regelmäßig Termine verpassen, nur weil Sie wegen eines noch nicht vollständig geladenen Handyakkus nicht aus dem Haus kamen. Wenn sich sehr viel Zeit in Ihrem Leben darum dreht, bestimmte Zahlen wie die 13 zu vermeiden, oder wenn Sie an jedem Tag mindestens zwanzig Dönerspieße überprüfen *müssen*. Wenn Sie merken, dass Sie es wie ich nicht schaffen, ein Schlemmerfilet in den Einkaufswagen zu legen, oder große Angst vor bedrohlichen Wörtern und Zahlen entwickeln.

Ich habe eine Freundin, mit der ich neulich länger über genau diese Grenze zwischen Spleens und Zwängen gesprochen habe. Sie hat an sich beobachtet, dass ihre Spleens immer ernster und einschränkender werden, und sie will dagegen ankämpfen. Sie spürt »*deutliche Belastungen und Beeinträchtigungen des Alltagslebens*«. Ihre Spleens tendieren also in Richtung Zwang.

Eine ihrer Eigenarten ist es, benutzte Tassen in der Spüle immer ganz bis zum Rand mit Wasser aufzufüllen. Im Grunde ein eher harmloser Tick – aber sie wird sehr, sehr unruhig, wenn sie es nicht macht. Sie will nicht, aber sie muss. Sie fühlt sich stark gezwungen. Der

Unterschied zu dem Frischluft-Ritual meiner Schwester: Meine Bekannte schafft es inzwischen nicht mehr, es auch mal sein zu lassen, und fühlt sich davon stark unter Druck gesetzt. Meine Schwester hingegen sagte mir, dass sie – wenn es unbedingt sein muss – auch auf dieses Ritual verzichten könnte. Ein wichtiger Unterschied.

Meine Bekannte unterscheidet sich aber auch in der Zahl der Spleens von meiner Schwester. Denn sie hat noch einige weitere Macken an sich beobachtet. Viele davon hängen mit Ordnung und Struktur zusammen. Als ich sie fragte, ob ich in diesem Buch über ihre Erfahrungen schreiben darf, bejahte sie und schickte mir außerdem diese Nachricht:

»Heute saß ich fünf Minuten vor meinem linierten Einkaufszettel und habe überlegt, was ich noch bräuchte, damit die letzte Zeile voll wird. Als mir permanent nichts eingefallen ist, habe ich draufgeschrieben ›noch etwas‹. Da bin ich mir meiner Zwängchen/ Spleens auch noch mal bewusst geworden.«

Auch wenn das »noch etwas« auf den ersten Blick vielleicht ganz niedlich und liebenswert erscheint: An diesem Beispiel lässt sich noch einmal ganz gut der Unterschied zwischen Spleen und Zwang darstellen. Es ist meist unproblematisch, Zettel gerne auf eine bestimmte Weise vollzuschreiben. Es wird aber problematisch, wenn man – obwohl man gar nicht will – fünf Minuten davorsitzt, um unbedingt noch etwas zu finden, was man notieren könnte. Die Einschränkungen im Alltag haben da bereits begonnen.

Ab da fühlt sich der Zwang wohl. Ab da möchte er sich immer mehr ausbreiten. Irgendwann sagt der Kopf vielleicht, dass es doch ganz schön wäre, wenn nicht nur Einkaufszettel, sondern alles, was man schreibt, immer genau auf eine Seite passen muss.

Nicht länger, nicht kürzer. Oder man darf nur noch auf liniertem Papier schreiben. Oder der letzte Buchstabe eines Satzes muss immer ein S sein. Und das erste Wort auf einer Seite darf maximal fünf Buchstaben haben. Aber auf keinen Fall mit L beginnen.

Und plötzlich ist man unfähig, eine Bewerbung zu schreiben, weil Lebenslauf mit »L« beginnt und mehr als fünf Buchstaben hat und die eigene Vita beim besten Willen nicht auf eine Seite passt. Ich weiß, ein drastisches Beispiel. Aber genau so funktionieren Zwänge im schlimmsten Fall. Sie breiten sich aus wie ein Virus und infizieren mehr und mehr die Gedanken und Handlungen eines Menschen. Ich habe das bereits mit vielen Zwängen erlebt. Es beginnt unscheinbar, und irgendwann werden die kleinsten Dinge zu einem großen Problem.

Noch einmal der Hinweis: Wenn Sie den Verdacht haben, dass Sie auch einen solchen »Virus« in sich tragen könnten, suchen Sie sich Hilfe. Im Internet gibt es zudem auch einige Tests für Zwangsstörungen. Auf der Seite der deutschen Ärztezeitung und bei der »Deutschen Gesellschaft Zwangserkrankungen« habe ich einen relativ kurzen gefunden, der aus nur fünf Fragen besteht:

- Waschen oder putzen Sie sehr viel?
- Kontrollieren Sie sehr viel?
- Haben Sie quälende Gedanken, die Sie loswerden möchten, aber nicht können?
- Brauchen Sie für Alltagstätigkeiten sehr lange?
- Machen Sie sich Gedanken um Ordnung oder Symmetrie?

Wird mindestens eine dieser Fragen mit Ja beantwortet **und das Alltagsleben dadurch beeinträchtigt**, ist eine Zwangsstörung relativ wahrscheinlich.

Auch wenn Spleens und Zwänge nicht immer ganz scharf zu unterscheiden sind, ist einer der wichtigsten Indikatoren für Zwänge also die Beeinträchtigung des Alltags. Dadurch werden aus harmlosen Spleens ernstzunehmende Probleme. Ich hoffe, ich konnte das gut veranschaulichen. Kontrollieren Sie also ruhig weiter die Dönerspieße, wenn es Ihr Leben nicht allzu sehr einschränkt.

Apropos Döner: Zum Abschluss hier noch ein vollkommen harmloser Spleen von mir. Die Art, wie ich einen Burger mit Pommes esse: zuerst die Hälfte der Pommes, dann die Hälfte des Burgers. Anschließend ein paar Pommes, dann die zweite Hälfte des Burgers. Danach die restlichen Pommes. So kann man sich erst auf Pommes freuen, dann auf Burger, dann auf Pommes, dann noch mal auf Burger und zum Ende, wenn der schöne Burger schon weg ist, gibt es immerhin noch ein paar Pommes als kleinen Trost. Für mich ist das im Grunde die einzig legitime Art, wie man einen Burger mit Pommes essen sollte. Meine Burger-Strategie sollte man eigentlich verbindlich für alle anderen Menschen ins Grundgesetz aufnehmen.

Aber ich bin mir trotzdem sehr sicher, dass es sich dabei nur um einen Spleen und nicht um einen Zwang handelt, denn ich könnte mir vorstellen, zur Not auch einfach mal erst den Burger komplett zu essen und erst danach die Pommes anzurühren. Auch wenn ich mir nicht erklären kann, warum jemand so etwas Verrücktes tun sollte.

Das Leben der anderen

Bevor ich Ihnen in den nächsten Kapiteln noch einige haarsträubende Erlebnisse erzähle, die mich in meine Zwänge geführt haben, habe ich in diesem Kapitel einige Fälle von anderen Menschen mit OCD gesammelt.

So bekommen Sie einen kleinen Einblick, wie vielfältig Zwangsgedanken oder Zwangshandlungen sein können, und lesen zur Abwechslung mal nicht nur Geschichten über mich.

Der Zwang ist Kommunist. Er kennt keine Klassen oder sozialen Schichten. Er kann jeden treffen. Es gibt bestimmt deutlich mehr Personen der Zeitgeschichte, die an Zwängen litten, als die in meiner improvisierten Liste etwas weiter unten. Nur ist eine Beurteilung im Nachhinein natürlich sehr schwer. Man kann ohne konkrete Diagnose immer nur von »Anzeichen für OCD« sprechen und darf nicht gleich mit Bestimmtheit davon ausgehen, dass diese Menschen wirklich an Zwangsstörungen litten. Psychische Krankheiten wurden in früheren Zeiten zudem deutlich verhaltener thematisiert als heute. Daher habe ich mich auf ein paar relativ klare Fälle beschränkt.

Frank Sinatras vierte (und letzte) Ehefrau Barbara deutete beispielsweise in ihren Memoiren zwar an, dass sich ihr Ehemann bis zu zwölf Mal am Tag duschte. Aber daraus allein lässt sich noch keine eindeutige Zwangs-Diagnose anleiten. Für Betroffene ist das natürlich ein bisschen »schade«, denn es kann durchaus aufbauend sein, zu erfahren, dass sehr bekannte und erfolgreiche Menschen ihr Leiden teilten. Mir zumindest geht es häufig so.

Kurt Gödel, einer der brillantesten Mathematiker und Logiker des 20. Jahrhunderts und ein guter Freund von Albert Einstein, litt an der hypochondrischen Zwangs-vorstellungen, sich zu vergiften. Seine Frau Adele musste all seine Mahlzeiten zubereiten und vorkosten. Als sie krank wurde und nicht mehr dazu in der Lage war, wurde er immer dünner. Adele kehrte zwar nach einiger Zeit wieder aus dem Krankenhaus nach Hause zurück, doch Gödel wog da nur noch dreißig Kilo-gramm und starb wenig später an den Folgen: Unter-ernährung und Entkräftung. Irrationale Gedanken kön-nen also auch sehr rationale Menschen treffen.

Leonardo DiCaprio hat laut eigener Aussage eine leichte Form von OCD. Er muss zum Beispiel mehrfach durch Türen gehen. Er sagte in einem Interview, dass er seine Zwänge aber einigermaßen unter Kontrolle hat und sich einfach selbst sagen muss, dass es nicht nötig ist, noch mal extra zwanzig Schritte zurückzugehen, nur um etwas mit dem Fuß zu berühren. Es wird nichts passieren! Doch der Impuls ist da. Er berichtet aber auch von einem Dreh, wo sich scherzhaft über ihn beschwert wurde, weil es mit ihm länger dauert, da er Dinge auf eine bestimmte Art anfassen oder eben noch mal zurückgehen muss. Zwar gibt es Stimmen, die bezweifeln, ob man hier schon von OCD sprechen kann, für mich aber trotzdem eine sehr beruhigende Feststellung, dass sogar Leonardo DiCaprio den Drang hat, ab und an irgendwohin zurückzukehren und Tätigkeiten zu wiederholen. Neben seinem Zwang natürlich, nur mit sehr jungen Topmodels auszugehen.

Der Milliardär, Filmproduzent und Luftfahrtpionier **Howard Hughes**, den Leo in »Aviator« spielt, hatte wiederum sehr ausgeprägte Reinlichkeitszwänge und darüber hinaus so viele Marotten, dass sie ein ganzes Buch füllen würden. 1947 schloss er sich beispielsweise vier Monate in einen Kinosaal ein, um dort ununterbrochen Filme zu schauen. Er schrieb außerdem detaillierte Anweisungen an sein Personal, welche Hygienemaßnahmen sie zu befolgen hätten. Zum Beispiel sechs bis acht Taschentücher zu nutzen, um den Drehknopf an der Badezimmertür zu öffnen. Danach noch einmal sechs bis acht Taschentücher, um die Vitrine im Bad zu öffnen und ein unbenutztes Stück Seife herauszuholen. Danach unbedingt: damit die Hände waschen!

Es gab zudem auch umfangreiche Regeln für die Art, wie sie ihm einen Löffel überreichen sollten: der Stiel umwickelt mit einem Papiertuch, darüber dann Klebefilm, darüber noch ein Papiertuch. Bei Anweisungen dieser Art deutet sich ein sehr interessanter Aspekt an seinen Zwängen an: Er hatte als Milliardär die Möglichkeit, seine Zwangshandlungen zu delegieren. »Outsourcen« würde man heute dazu sagen. Ein bisschen so, wie ich es im ganz kleinen Maßstab mit dem Handwerker und dem Loch gemacht habe. Wir werden erst später über die Behandlung von Zwängen reden, aber ich darf schon verraten: Ein Therapeut wäre von solchen Maßnahmen nicht gerade begeistert. Denn das Outsourcen von Zwängen ist ungefähr das Gegenteil von dem, was die mittlerweile sehr verbreitete (und erfolgreiche) Konfrontationstherapie ausmacht.

Nikola Tesla, der geniale Erfinder und Physiker, nach dem Elon Musk sein berühmtes Elektroauto benannte, entwickelte neben vielen anderen Zwängen eine Obsession für die Zahl Drei. So schwamm er täglich 33 Runden im Pool – verzählte er sich dabei, musste er von vorne beginnen. Bevor er ein Gebäude betrat, ging er drei Mal um den Block. Außerdem hatte er große Angst vor Bakterien und weigerte sich deshalb, Menschen die Hand zu geben, oder trug dabei Handschuhe. Zudem soll er ein großes Interesse daran gehabt haben, das Volumen seinen Essens oder die Zahl der dafür nötigen

Kaubewegungen zu berechnen, bevor er es genießen konnte. Wenn Sie Zeit haben, googeln sie mal »Nikola Tesla OCD«. Es gibt zahlreiche Websites, auf denen Sie mehr über ihn erfahren können. Zum Beispiel von seiner Vorliebe, nur zwei Stunden täglich zu schlafen, oder von seiner Überzeugung, dass Alkohol das Leben wesentlich verlängert. Es lohnt sich! Die letzten zehn Jahre seines Lebens verbachte Tesla übrigens auf Zimmer 3327 im 33. Stock eines New Yorker Hotels, bis er schließlich im Jahr 1943 starb. Immerhin nicht 1942 oder 1944.

In Deutschland ist aktuell die ehemalige TV-Maklerin und Dschungelcamp-Teilnehmerin **Hanka Rackwitz** eine der bekanntesten Personen, die in der Öffentlichkeit über ihre Zwänge spricht. Sie hat bereits zwei unterhaltsame Bücher über ihre Krankheit und ihre Therapie veröffentlicht. Sie berichtet darin mit viel Humor, wie ihre Waschzwänge und Verschmutzungsängste das Leben erschweren. Wie aufwendig es für sie ist, ganz normale Dinge des Alltags zu erledigen. Zu frühstücken, die Wäsche zu waschen oder einfach nur einzukaufen. Meine Lieblingsgeschichte ist die, als sie einem Polizisten bei einer Kontrolle erklären muss, dass sie unter keinen Umständen in der Lage ist, ihren Kofferraum zu öffnen, um Ausweis und Führerschein dort hervorzuholen. Denn sowohl die Papiere wie auch der Kofferraum waren für sie kontaminiert. Er hat sie dann selbst hervorkramen müssen.

So! Das waren einige bekannte Menschen mit Zwängen. Wobei die meisten von uns sicherlich mit dem Werk von Leonardo DiCaprio vertrauter sind als mit dem von Kurt Gödel. (Obwohl: Gödels Beiträge zur Prädikatenlogik und zu den Beziehungen der intuitionistischen Logik sind ja eigentlich Allgemeinwissen.)

Nun aber zu weniger bekannten, ja im Grunde völlig unbekannten Personen. Den »normalen« Zwangskranken sozusagen. Eine **anonyme Autorin des »Vice-Magazins«** beschreibt in einem Artikel ihre Zwänge, die sie von ihrer Mutter »geerbt« hat, folgendermaßen:

> *Meine Zwangsstörung ist weit weniger ausgeprägt als die meiner Mutter und dreht sich nicht um Sauberkeit. Ich habe ›sichere‹ Nummern (fünf und sieben – danke der Nachfrage) und muss mein Leben entlang der Zahlen und ihrer Vielfachen organisieren. Das heißt dann fünf Bissen Pizza, die mit sieben Schluck Cola runtergespült werden müssen, dann wieder fünf Bissen. Falls ich mich verzähle, bekomme ich Panik und fange noch einmal von vorne an zu zählen, während ich mit dem fünften Finger meiner rechten Hand sieben Mal auf die Tischplatte klopfe, um es wiedergutzumachen. Wenn das Ganze etwas Gutes hat, dann das, dass ich von dem ständigen Multiplizieren von fünf und sieben verdammt gut im Kopfrechnen geworden bin.*«

Im selben Artikel schreibt die Autorin auch über die Zwänge ihrer Mutter und wie es war, als Kind davon betroffen zu sein:

»Die Erkrankung dreht sich um ihre Angst vor Verunreinigung – alles, was dreckig oder staubig ist, besonders Sand, kann ein Auslöser sein. Objekte, die sie als ›schmutzig‹ empfindet, fasst sie nicht an, und Objekte, die sie für ›sicher‹ hält, werden andauernd geputzt. Wenn es meiner Mutter besonders schlecht ging, musste ich mich nach der Schule an der Haustür ausziehen und meine Sachen einzeln in Supermarkttüten stecken – als wäre es eine Art Tatort-Beweisaufnahme mit Einkaufsbeuteln –, um sie zu exorbitanten Kosten chemisch reinigen zu lassen. Alles war schmutzig. Ihre Zwangsstörung hatte massive Auswirkungen auf mein Leben als Heranwachsende. Freunde (schmutzig) durften mich nicht besuchen. Niemals. Sport (draußen, also schmutzig) wurde abgelehnt. Strandurlaube gingen schon wegen des Sands nicht.«

Sie merken an diesem Bericht, wie schnell die verrückten Regeln des Zwangs in die Einsamkeit führen können. **Hanna**, die im Magazin »bento« ihre Erlebnisse schildert, hat ähnliche Erfahrungen gemacht.

»Als meine Zwänge auf dem Höhepunkt waren, habe ich jede Menschenansammlung gemieden«, erinnert sich Hanna, gebürtige Berlinerin. Angst vor Berührungen, Angst vor Krankheiten. »Wenn ich doch mal

*mitgegangen bin, auf ein Konzert vielleicht, dann
habe ich mich sehr dick angezogen, so dass ich so gut
wie keine Berührungen mit der Außenwelt riskieren
würde.«*

Zu Hause erwartete sie eine Odyssee: duschen, Kleider
waschen, wieder duschen, Hände waschen. Einmal pro
Woche musste sie neue Seife kaufen. Die Hände wurden
trocken, die Haut rissig, erinnert sie sich. Interessanterweise begann es bei Hanna ähnlich wie bei mir.
*»Irgendwann in meiner Teenagerzeit, vielleicht so, als
ich gerade 16 war, begann ich, Angst vor Krankheiten
zu entwickeln.«* Es fing relativ harmlos an. Sie ging
*regelmäßig zum Arzt, liebte die jährlichen Check-ups.
Große Blutbilder, Krebsvorsorge; die Ärzte schüttelten
den Kopf, als sich die Jugendliche ohne Grund eine
Darmspiegelung wünschte. Ob Aids, Hepatitis oder
Tuberkulose, Hanna war Expertin und kannte sich
besser aus als jeder Hausarzt. Die meisten fanden
ihren Tick amüsant. Die Brüder nannten sie ›Hypochonder‹, die Mutter schenkte ihr Molières ›Der eingebildete Kranke‹ zum Geburtstag.*

Auf der Seite der »Deutschen Gesellschaft Zwangserkrankungen« wird der Fall eines **jungen Mannes** dargestellt, der mit siebzehn Jahren seinen Bruder verloren
hat. Aus diesem Trauma entwickelte sich ein Kontrollzwang. Er schildert:

»Nach dem Aufstehen kontrollierte ich meist gleich mehrmals, ob ich die Kaffeedose wirklich geschlossen hatte. Aus Angst, etwas Wichtiges und Brauchbares wegzuwerfen, sammelte ich Müll wie Verpackungen oder Schmierzettel. Wenn ich etwas wegwarf, beschäftigte ich mich stundenlang damit und holte es letzten Endes wieder aus dem Abfalleimer. Ob beim Benutzen von Lichtschaltern, beim Schließen von Türen oder Schraubverschlüssen, beim Aufhängen von Bildern – ich wollte bei allem perfekt sein. Obwohl mir mein Verstand sagte, dass es unmöglich und unsinnig ist, einen Wasserhahn optimal – nicht zu fest und nicht zu schwach – zudrehen zu wollen. Es gelang mir umso weniger, je krampfhafter ich es versuchte. Wenn ich unterwegs etwas aus meiner Jackentasche holte, überkam mich sofort das Gefühl, etwas Wichtiges verloren zu haben. Ich kontrollierte daraufhin intensiv die Umgebung, behielt aber trotzdem die ganze Zeit ein unsicheres und quälendes Gefühl. Der Zwang war wie ein Sog: Gab ich ihm nach, so schaltete sich mein Verstand aus und ich musste so lange kontrollieren, bis ich mich mehr oder weniger zufrieden und sicher fühlte.«

Den Wasserhahn optimal zudrehen: Ein gutes Beispiel dafür, welche teilweise sehr merkwürdigen Ziele sich ein Zwang suchen kann.

Apropos eher ungewöhnliche Zwänge. Das Magazin »Refinery29« hat mit mehreren Betroffenen gesprochen. Hier ein Zwang einer **anonymen Gesprächspartnerin**, der eher nicht so häufig vorkommt:

>*»Ein jahrelang total einnehmender Gedanke war, dass ich meinem Freund fremdgehen und mich nicht mehr dran erinnern können würde. Ich habe Fremdgehen nie toleriert, also hat sich meine Zwangsstörung genau darauf fixiert. Die Gedanken und die Bilder waren die ganze Zeit da. ›Hatte ich gerade jemanden geküsst und es dann vergessen?… Vielleicht hatte ich gar nicht andere Leute küssen sehen – vielleicht war ich das?‹ Solche Gedanken schwebten mir ständig vor.«*

Der Zwang deutete sich bei ihr offenbar schon früh an:

>*»Wenn ich jetzt zurückblicke, sehe ich, dass ich diese Züge schon als Kind hatte. Ich konnte nichts wegwerfen, ich mochte nur gerade Zahlen, wenn ich etwas mit einer Hand anfasste, musste ich es mit der anderen Hand auch anfassen, um die Balance wiederherzustellen.«*

Der Bericht endet hoffnungsvoll:

>*»Ich wünschte, Leute würden sich nicht über Zwangsstörungen lustig machen – außer du hast eine solche Störung, denn dann muss man schon manchmal über die Absurdität des Gehirns lachen. Ich lebe jetzt mit*

dem niedrigsten Level an Zwängen, was ich jemals hatte – oder zumindest ist es so gut, wie es seit zehn Jahren nicht mehr war. Jedem, der denkt, dass es keinen Ausweg gibt, will ich sagen, dass es besser werden kann.«

Ein weiteres Beispiel von »Refinery29«. Es berichtet eine **Alice** über ihren ebenfalls eher seltenen Zwang.

»Infektionen durch Insekten sind meine größte Angst. Insekten leben auf dem Boden und ich kann sie nicht verhindern. Daher sind meine Schuhe und Socken oft ›kontaminiert‹. Wenn ich an irgendetwas vorbeilaufe, das aus dem Augenwinkel aussieht wie ein Insekt, kommt sofort die Angst. Meine Schuhe und Socken sind sofort dreckig, auch wenn ich das eingebildete Insekt nicht berührt habe. Ich versuche meine Schuhe und Socken nicht anzufassen und werfe sie oft weg. Manchmal lasse ich sie einfach auf der Straße liegen und laufe barfuß nach Hause. Ich wünschte, Menschen wüssten, wie viel Schmerz ein einfacher Gedanke auslösen kann. Ich wünschte, Menschen würden mich nicht eigenartig finden, weil ich meine Schuhe und Socken nicht anfassen kann. Ich muss sie, ohne meine Hände zu benutzen, von meinen Füßen schieben – ich wünschte, Menschen würden mich nicht anstarren, wenn ich das tue. Am meisten wünschte ich aber, dass ich ein Leben ohne Zwang führen könnte.«

Ein letztes Beispiel aus der Gesprächsreihe. Dieses Mal geht es um Zwangsgedanken von **Eve** und ihre Vermeidungsstrategien. Ein gutes Beispiel dafür, wie aufdringliche Gedanken außer Kontrolle geraten können.

>*Eines Tages las ich einen Artikel über einen Sexualstraftäter und Mörder. Mein anfänglicher Schock wich dem Gedanken: ›Was ist, wenn ich irgendwann so schlimm werde?‹ Vielleicht hatte ich so etwas nur noch nicht gemacht, weil ich nie drüber nachgedacht hatte. Und so wurden Zeitungsartikel und Nachrichten allgemein zu Dingen, vor denen ich Angst hatte. Was wäre, wenn diese Geschichten sich irgendwie in meinem Kopf festsetzten und mich noch schlimmer machten? Für jemanden ohne Zwangsstörung, der ein ausgewogenes Selbstbild hat, klingt das verrückt, aber für mich war das einfach legitim. Also fing ich an, Zeitungen zu meiden. In Läden ging ich ohne hinzusehen an ihnen vorbei, ich dachte nicht über sie nach. Zugfahrten zur Arbeit wurden zu einer Qual. Ich hielt meinen Kopf durchgehend gesenkt und schüttelte mich, wenn mein Blick doch mal eine Zeitung streifen sollte. Nach einiger Zeit verlor ich tatsächlich jeglichen Blick auf die Welt. Ich war gefangen in einer Blase aus meiner eigenen Angst.*«

Auf Stern.de habe ich in einer längeren Geschichte über Zwangserkrankungen einen jungen Mann namens Benedikt gefunden. Er duschte aus Angst vor dem HI-

Virus mindestens 150 Minuten am Tag. Hinzu kam das Händewaschen. Sieben Mal am Tag. Immer acht Minuten lang. In seiner Familie gab es oft Streit, weil er stundenlang das Bad besetzte. Ein nicht ganz zu unterschätzender Nebeneffekt eines Waschzwangs. Aber in seiner Geschichte steckt auch Hoffnung. Nach einer erfolgreichen Therapie sind die Zwänge stark zurückgegangen. Heute duscht er nur noch »zwei Songs im Radio« lang. Also maximal zehn Minuten. »Ich lebe wieder«, sagt er am Ende des Artikels.

Im Onlineforum der »Deutschen Gesellschaft Zwangserkrankungen«, wo sich Betroffene austauschen können, habe ich abschließend diesen eindrucksvollen Bericht gefunden, der ein wenig Einblick gibt, wie kompliziert die »Regeln« des Zwangs sein können.

»Ich musste mehr und mehr die Räume, in denen ich lebte, in Zonen einteilen. Es ist schwierig, einem Außenstehenden davon zu erzählen, das System, welches ich mir selbst erschuf, war äußerst kompliziert. Zonen waren Raumabschnitte, die ich nicht betreten durfte. Aber auch ein Blatt Papier, welches auf dem Schreibtisch lag, war eine Zone. Jeder Zone durfte ich mich nur von rechts nähern und nur rechts davon sitzen. In meinem Schlafzimmer, welches 13 qm groß ist, habe ich es schließlich auf 347 Zonen gebracht!«

Ich habe nachgerechnet, Nikola Tesla wäre sicher stolz auf mich, das macht genau 26,69 Zonen pro Quadratmeter. Zwänge finden leider immer ihren Raum. »Wenn man ihnen diesen Raum gibt«, würde mein Therapeut jetzt sicher ergänzen.

Aber nun genug von dem Leben der anderen. Ich muss los. Das Abendessen steht bereit. Mein Personal hat bereits das Besteck mit Servietten umwickelt.

Mein erster Zwang, Reloaded

Ich habe natürlich keine Bediensteten, die mein Abendessen zubereiten und das Besteck umwickeln. Noch nicht! Aber ich habe einmal eine Zeit lang mehr oder weniger als Butler gearbeitet. Als persönlicher Händewasch-Assistent, um genauer zu sein. Aber wie ist es dazu gekommen?

Ganz zu Beginn dieses Buches habe ich erzählt, dass ich irgendwann meinen Waschzwang losgeworden war. Nun, das stimmt leider nicht ganz. Auch heute, zwanzig Jahre später, gibt es immer noch vereinzelt Situationen, in denen die alten Symptome wieder kurz auftauchen (Sie erinnern sich vielleicht an die Busfahrt?). Zaghaft zwar, aber ich erkenne sie wieder. Zum Beispiel der Gedanke, dass meine Hände nicht richtig sauber sind, und damit verbunden der Wunsch, mir lieber noch ein zweites Mal die Hände zu waschen. Sicher ist sicher. Meist kann ich aber widerstehen. Zumindest diesen Zwang habe ich ganz gut im Griff. Buchstäblich.

Was ich jedoch in solch kurzen Momenten des Wiederaufkeimens (ha, »Keime«!) merke: wie unglaublich hartnäckig Zwänge sein können. Es ist wie in diesen Naturdokus, in denen zunächst ein trostloses Wüstengebiet gezeigt wird. Alles staubtrocken, Risse in der ausgedörrten Erde, kaum Leben in Sicht, einsam zieht eine Eidechse ihre Runden. Dann jedoch zeigt die Dokumentation starken Regen, der vielleicht nur einmal im Jahr in dieser Gegend fällt.

Kaum ein paar Tage später wandelt sich das Bild. Die Ödnis erwacht. Die Wüste lebt. Pflanzen und Gräser wachsen, kleine Bäche fließen. Antilopen, Löwen und Zebras grüßen sich fröhlich am Wasserloch.

So ähnlich ist das mit alten Zwängen, von denen man dachte, sie wären ausgetrocknet. Sie lauern im Verborgenen und wollen wieder an die Oberfläche. Sie warten darauf, dass du nachgibst. Wie in der Wüste: Nur ein bisschen Wasser, und die Neurosen blühen wieder. Keine schlechte Analogie bei einem Waschzwang, fällt mir da gerade auf.

Eigentlich möchte ich aber von einer Episode meines Lebens berichten, in der mein Waschzwang sich nicht nur kurz meldete, sondern tatsächlich zurückkehrte. Nur ein wenig anders als zuvor. Ich hatte nicht den Drang, mir selbst die Hände zu waschen. Sondern anderen! Wie um alles in der Welt kann man einen Zwang entwickeln, *andere* Menschen zu waschen, werden Sie nun sicher fragen. Ich werde es Ihnen erzählen.

Nachdem ich im Jahr 2000 das Abitur geschafft hatte, stand mir etwas bevor, dass es heute gar nicht mehr gibt: Zivildienst.

Entschied man sich dafür – was sprachlich gar nicht so korrekt ist, denn es reichte, sich *gegen* den Wehrdienst zu entscheiden –, gab es einen wichtigen Unterschied zur Bundeswehr: Man wurde nicht in eine bestimmte Kaserne eingezogen, sondern musste/konnte sich seine Zivildienststelle aktiv selbst suchen. Meist eine Stelle in einem Krankenhaus, in der Pflege oder irgendetwas anderes mit Nutzen für das Gemeinwohl. Ich entschied mich für die Arbeit in einer Behindertenwerkstatt in der Nachbargemeinde. Vor allem, weil mein Schulfreund René dort auch schon eine Stelle angenommen hatte. Einen kleinen, eher unfreiwilligen Einblick in solch gemeinnützige Arbeit hatte ich schon erhalten, da ich einige Zeit vorher zwei Wochenenden Dienst in der Spülküche eines Krankenhauses leisten durfte. Das waren jedoch sogenannte »Sozialstunden« gewesen, die ich aufgebrummt bekommen hatte, weil ich nicht mehr ganz nüchtern mein Moped nach Hause fahren wollte. Aber das ist eine andere Geschichte. Allerdings wurde ich dort auch »gezwungen«!

Die zwölf Monate Zivildienst wurden für mich eine wichtige Zeit. Ich hatte vorher nicht viel Kontakt mit Menschen mit Behinderung gehabt und lernte, dass sie trotz Einschränkungen ein sehr, sehr glückliches Leben führen können. Viele kamen mir deutlich zufriedener vor als ich selbst. Ich weiß, das erzählt fast jeder ehemalige Zivi, der in diesem Bereich Dienst geleistet hat – aber es war trotzdem eine wichtige Erfahrung. Gleichzeitig lernte ich, wie man Menschen anleitet und wie es eigentlich ist, jeden Tag von acht bis fünf zur Arbeit zu gehen. Letzteres hatte ich zwar in Ferienjobs schon kennengelernt, aber nicht in einer solchen Kontinuität.

Es gab die unterschiedlichsten Menschen in meiner Gruppe. Einige mit Trisomie 21, ein kleiner, dicker, netter Mann, der immer lachte und einen streicheln wollte, einige mit psychischen Störungen, und dann war da noch Dieter, der diebische Freude an allem hatte, was mit Kraftausdrücken und sexuellen Anspielungen zu tun hatte. Gerne auch in Kombination. Größtenteils hatte ich trotz dieser Diversität keine Probleme mit der Betreuung der unterschiedlichen Menschen und Charaktere. Doch es gab eine Beobachtung, die den eigentlich ausgetrockneten Zwang in mir sehr unruhig machte.

Zahlreiche Menschen in der Werkstatt hatten große Probleme mit der Hygiene, nachdem sie etwas länger auf der Toilette waren. Das hatte verschiedene Gründe: Für viele unter den oft etwas kleineren Menschen in der Werkstatt waren die Toiletten zu groß, so dass ein normaler Stuhlgang sehr schwierig wurde. Manche hatten auch nie richtig gelernt, sich den Hintern abzuwischen, ohne ihre Hände dabei zu beschmieren. Für einige war es – salopp gesagt – auch vollkommen egal, wenn da ein wenig Kot am Finger klebte. Es war ein bisschen wie bei Kleinkindern.

Nur standen dort plötzlich zwei Extreme gegenüber: der Zivi, der sich vor einiger Zeit erst von seinem Waschzwang kuriert hatte, der im Wesentlichen aus der Angst vor Keimen und Bakterien bestand, und die Menschen aus der Behindertenwerkstatt, denen es kaum etwas ausmachte, wenn ihre Hände nicht den immer noch eher strengen Maßstäben des Zivis entsprachen. Tja. Eine beschissene Situation!

In den Zeiten meines Waschzwangs hatte mir schon deutlich weniger Sorge bereitet. Ein paar unsichtbare Viren oder einige Bakterien, die zwischen den Fingern überleben könnten. Mit dem bloßen Auge leicht erkennbare Kackpartikel auf den Händen wären eine der größtmöglichen Katastrophen gewesen. Doch so war es hier. Nur eben nicht bei mir, was fast noch ein wenig schlimmer war, denn so konnte ich es noch viel schlechter kontrollieren.

In mir sprangen natürlich wieder die üblichen Ängste des Zwangs, verbunden mit meiner generellen Sorge um andere Menschen, an: Was ist, wenn sie dadurch krank werden? Was ist, wenn sie dadurch andere krank machen? Was ist, wenn sie den ganzen Ort mit einer schlimmen Vireninfektion ausrotten?

Das unangenehme, bedrückende Gefühl, das ich von meinem eigenen Waschzwang kannte, war plötzlich wieder zurück.

Ein »normaler« Mensch würde in dieser Situation Folgendes tun: die Menschen in der Werkstatt einmal daran erinnern, dass sie sich die Hände vernünftig waschen sollen, und vielleicht in den schlimmsten Fällen manche noch einmal zum Waschbecken zurückschicken. Und ansonsten einfach darauf hoffen, dass die Personen, die sich nach der Arbeit um die Menschen kümmern, das Problem entdecken. Aber ich war nun mal nicht normal. Der Zwang lauerte in mir, erkannte seine Chance, und ich war zu schwach, um mich zu wehren. Plötzlich regnete es in der Wüste.

Meine Lösung war also ein bisschen komplizierter: Ich begleitete die Menschen, bei denen das Problem vorhanden war, erneut zur Toilette und wusch ihnen gründlich die Hände. Das bedeutete: meine Hände einseifen, damit dann ihre Hände von Kot reinigen, diese mit Wasser abspülen und dann noch mal gründlich meine eigenen Hände waschen. Das Ganze wurde natürlich nicht gerade dadurch erleichtert, dass manche der von mir Betreuten nicht so ganz einsahen, warum wir noch mal in den Waschraum gehen mussten. Ebenso war es erschwerend, wenn zwei oder drei der Betreuten gleichzeitig verschmutzte Hände hatten. Dann musste ich das nacheinander »abarbeiten« – neben den Aufgaben, die ich eigentlich zu erledigen hatte.

Letzteres ist übrigens eine Form von Stress, die viele Zwangskranke kennen werden und die mir in meinem Leben sehr häufig begegnet: das Gefühl der Überforderung, wenn im Alltag oder im Job eigentlich schon genug zu tun ist, zusätzlich aber noch die »Aufgaben« des Zwangs hinzukommen.

Jemand könnte nun einwenden, dass ich gar nicht unbedingt an einem Zwang litt, sondern einfach nur ein sehr aufmerksamer Zivi war. Denn eigentlich ist es ja ziemlich vernünftig, auf die Hygiene der betreuten Personen zu achten. Dieser Einwand hat seine Berechtigung. Dennoch besteht ein wichtiger Unterschied zwischen einem bemühtem Zivi und mir: Mir fiel es sehr schwer, es auch mal gut sein zu lassen. Ich *musste* es machen. Ich fühlte mich *gezwungen* dazu. Ich konnte nicht sagen: Heute ist Freitag, kurz vor Wochenende, es gibt viel zu tun, ich lasse das Händewaschen ausfallen. Wird schon gut gehen. Selbst wenn ich an einem Tag absolut keine Lust hatte, noch ein einziges Mal die Hände von jemand anderem zu waschen, ich *musste* es tun. Ich zwang mich selbst dazu, obwohl ich es nicht immer wollte. Wenn ich es unterlassen hätte, hätte ich mich deutlich über ein gesundes Maß hinaus gesorgt, dass wegen mir etwas passieren könnte.

Aber natürlich sind die Grenzen zwischen zwanghaftem Handeln und Gewissenhaftigkeit oder Gründlichkeit nicht immer klar gesetzt. Dreißig Mal am Tag Hände Waschen kann okay sein – wenn Sie in einem OP arbeiten. Rückblickend erkenne ich jedoch sehr genau, dass sich in dieser Episode meines Lebens Muster verstärkten, die sich später weiterentwickelten und mir das Leben erschwerten. Hier am Beispiel des Waschzwangs.

Die ganze Geschichte klingt jetzt, da ich sie aufschreibe, ein wenig wie der Text auf einem schlechten Filmplakat: Nach dem Erfolg von »Der Waschzwang« jetzt: »Die Rückkehr des Waschzwangs«, »Waschzwang, Reloaded« oder »Das Erwachen der Macht«, sozusagen.

In beiden Teilen dieses Films wurde ich gezwungen, die Hauptrolle zu spielen. Immerhin gab es danach wirklich keine Fortsetzung mehr. Der dritte Teil blieb mir und allen anderen bislang erspart. Obwohl mein Zwang sicher sofort wieder bereit wäre, Regie zu führen. Doch nun genug vom Film. Wir geben ab zum Sport.

Spiel auf Zeit

Juli 2014. Deutschland steht im Viertelfinale der Fuß-
ball-Weltmeisterschaft in Brasilien und muss gegen
Frankreich antreten. Ich schaue sonst eher selten Fußball und habe auch keinen Lieblingsverein, aber bei
großen internationalen Turnieren wie der EM oder der
WM bin ich gerne dabei. Das Spiel beginnt um Punkt
18 Uhr. Es ist bestes Wetter. Mein Bruder, der inzwischen in Köln wohnt, hat einen Fernseher und ein paar
Stühle auf einen kleinen gemütlichen Platz vor seiner
Wohnung gestellt und will die Begegnung mit Freunden und mit mir an der frischen Luft schauen. Ich bin
bei ihm zu Besuch. Viertelfinale und ein paar Bier zum
Start des Wochenendes klingen nach einem ziemlich
guten Plan. Alles bestens. Na ja… fast alles.

Zu dieser Zeit litt ich relativ häufig an der Angst, dass
irgendwo Gas austritt und es so zu einer heftigen Explosion kommt. Ich habe das ganz zu Beginn schon einmal erwähnt. Das klassische Zwangsmuster lautete ungefähr so:
1. Es riecht irgendwo »Gas-ähnlich«.
2. Ich bemerke das und tue nichts dagegen.

3. Ein Raum … ach was … das gesamte Gebäude explodiert, Menschen kommen um, ich bin schuld und werde nie wieder glücklich.

Die Gegenmaßnahme des Zwangs war so einfach wie kompliziert: kontrollieren, dass es sich nicht um Gas handelt, oder direkt jemandem Bescheid geben, dass es hier irgendwie merkwürdig riecht und ob das nicht Gas sein könnte.

Ich sah jede Menge Gespenster, wo gar keine waren. Oder besser gesagt: Ich roch Gespenster.

Jeder Geruch, der irgendwo zwischen Benzin, Propangas oder vielleicht auch nur einem intensiven Putzmittel anzusiedeln war, irritierte mich. Könnte ja Gas sein. Das Problem mit Gasgeruch ist nämlich: Es ist gar nicht so einfach zu sagen, wie es riecht. Denn eigentlich ist Gas geruchlos. Damit aber unkontrollierte Gasaustritte, die ja tatsächlich immer wieder zu Unglücken führen können, bemerkbar sind, wird in den meisten Fällen von den Stadtwerken ein spezieller »intensiver« Geruch beigemischt. Dieser unterscheidet sich aber häufig von Stadt zu Stadt und wird zudem ab und an sogar geändert. Oft ist es etwas Schwefelähnliches oder Stechendes oder sonst wie Unangenehmes. Die Leute sollen ja möglichst schnell merken, dass da etwas nicht stimmt. Klingt eigentlich sinnvoll, aber für einen Zwangskranken wie mich fast ein Katastrophenszenario:

Denn so habe ich Angst, etwas zu riechen, weiß aber gar nicht so genau, was. Glauben Sie mir, ich habe schon mehrere Stunden damit verbracht, im Internet zu suchen, wie in der Stadt, in der ich mich gerade befinde, das Gas riecht. Wahrscheinlich gehen die bei Google fest davon aus, dass ich ein Terrorist bin und Fürchterliches plane.

Nun weiß der vernünftige Teil in mir natürlich, dass strenge Gerüche überall vorkommen und die verschiedensten, überhaupt nicht gefährlichen Gründe haben können. Der vernünftige Teil in mir weiß auch, dass es sich mit sehr, sehr großer Wahrscheinlichkeit nicht um einen unkontrollierten Austritt von explosivem Erdgas handeln wird. Und der vernünftige Teil weiß vor allem, dass die letzten 500 Mal, als ich Gas-Befürchtungen hatte, in die Kategorie »Fehlalarm« gefallen sind.

Leider gibt es aber auch den unvernünftigen, zwanghaften Teil. Und der folgt stur dem klassischen Zwangsmuster und argumentiert ungefähr so:
»Ja, aber dieses Mal könnte es wirklich etwas sein. Außerdem musst du ja nur kurz Bescheid sagen, und schon ist die Sache aus der Welt. Sicher ist sicher. Kostet auch nicht viel Zeit und Mühe, und ich als dein lieber Zwang wäre dann auch schon beruhigt und halte die Klappe.« Dass der Zwang dann wirklich die Klappe hält, wenn man ihm nachgibt, ist natürlich seine größte

Lüge. Ganz im Gegenteil. Dann will er erst recht mehr. Wie ein Tiger, der im Busch vor dir steht und argumentiert: »Ich würde nur mal kurz deinen Daumen und ein, zwei Fingerchen probieren und dich danach in Ruhe lassen. Versprochen. Großes Tiger-Ehrenwort.«

Genau dieser »Tiger« stand vor mir, als ich das Redaktionsgebäude der »heute show online« in Köln-Mülheim an diesem WM-Tag verlassen wollte. Es war vielleicht so kurz nach 17 Uhr, und ich hatte noch eine gute Dreiviertelstunde Zeit, um mit der Straßenbahn zum kleinen Public Viewing vor der Wohnung meines Bruders zu gelangen. Es gab nur ein Problem: Es roch im Foyer »irgendwie komisch«. Und damit war ich in der Bredouille. Wie so oft.

Auf der einen Seite wollte ich rechtzeitig zum Anpfiff bei meinem Bruder sein. Auf der anderen Seite nagte der Zwang an mir. »Was ist, wenn es dieses Mal wirklich…«, und so weiter.

Klar, ich hätte einfach nichts unternehmen können. Aber ich hatte Angst, dass mich der Gedanke, nicht gehandelt zu haben, weiter beschäftigt. Dass ich das WM-Spiel deswegen nicht richtig genießen kann. Dass ich danach, wenn wir noch ein paar Bier trinken gehen, den Gedanken nicht abschütteln kann. Dass ich beim Einschlafen noch daran denke. Dass ich am nächsten Tag… und so weiter. Sehr oft war das die größte Schwierigkeit für mich: Ich war nicht stark genug, die Folgegedanken zu ertragen.

Daher war ich an diesem sonnigen Tag in Köln leider auch schwach. Ich googelte kurz und wählte die einfache Lösung: die Telefonnummer des Gas-Notdienstes in Köln. Ich wusste zwar nahezu hundertprozentig, dass es nichts Schlimmes ist, aber ich wollte einfach den Gedanken loswerden. Jemand anderem die Verantwortung übertragen.

»Guten Tag!«

»Ja, guten Tag, es könnte sein, dass ich etwas Verdächtiges gerochen habe.«

»Ja, dann bräuchte ich die genaue Adresse, um da ein Team hinzusenden.«

»Kein Problem. Köln-Mülheim. An der Straße…«

»Vielen Dank. Wir schicken jemanden raus.«

»Danke!«

»Aber sind Sie sich wirklich sicher, dass da etwas merkwürdig riecht?«

»Na ja… sicher… also… es könnte… also… ich denke, es wäre besser, wenn Sie das mal prüfen. Zur Sicherheit. Warum fragen Sie?«

»Tja, unser Team wird sich nicht gerade freuen, wenn die gleich den Anstoß verpassen.«

Und so hat mein Zwang jemandem in Köln das Viertelfinale der WM ruiniert. Es tut mir wirklich leid. Nun
könnte man vielleicht beschwichtigend einwenden: Es
war vermutlich nur der Anfang des Spiels, den das Team
verpasst hat. Das ist ja gar nicht so schlimm. Da passiert
ja noch nicht so viel. Die ganzen Tore fallen ja meist erst
später. In der spannenden Schlussphase, wenn das Spiel
in die entscheidende Phase geht! Gerade im Viertelfinale. Wo sich die Gegner am Anfang erst mal dreißig
Minuten lang vorsichtig betasten.

Nun ja. Ich habe nachgeschaut. Frankreich–Deutschland. 2014. WM-Viertelfinale. Endstand: null zu eins.
Einziges Tor: Mats Hummels. In der 12. Spielminute.

Ich bitte noch mal um Entschuldigung. Vielmehr: Mein
Zwang möchte um Entschuldigung bitten, es fällt ihm
nur nicht ganz leicht. Aber immerhin haben wir nicht
während des darauffolgenden Halbfinales gegen Gast-
geber Brasilien angerufen. Da hätten die Mitarbeiter ein
paar mehr Tore verpasst.

Mangelhaft

Noch unangenehmer als die WM-Geschichte ist mir die folgende Anekdote. Sie werden später merken, warum. Alles daran kommt mir mit etwas zeitlichem Abstand sehr peinlich vor. Schon wieder spielte Gas eine wichtige Rolle. Aber beginnen wir von vorne:

Das Jahr 2017 war, wie bereits erwähnt, insgesamt kein sehr gutes für mich. Es war das Jahr, in dem sich die Sache mit dem Loch auf dem Weg ereignete. Es war das Jahr, das mit den Herzproblemen begann. Es war irgendwie immer was los – zumindest bei meinen Zwängen. Aber was soll man auch von einem Jahr erwarten, in dem Donald Trump als US-amerikanischer Präsident vereidigt wird?!

Ich jedenfalls litt in diesem Jahr ziemlich heftig unter meiner Krankheit und konnte mich in die kleinsten Probleme furchtbar hineinsteigern. So auch bei dieser Geschichte.

Im Sommer begann ich, mich durch einen blöden Zufall irgendwann für Produkt-Rückrufe zu interessieren. Sie wissen schon: diese Art von Rückrufen, die man aus

Zeitungsannoncen oder mittlerweile auch aus den sozialen Medien kennt. Ein Unternehmen hat festgestellt, dass seine Produkte untauglich oder sogar gefährlich sind, und versucht, seine Kunden davor zu warnen, indem es Anzeigen schaltet, die Medien informiert und den Handel zur Rücknahme der Waren instruiert.

Häufig sind Lebensmittel betroffen. Ein Hersteller von Babykost warnt zum Beispiel davor, dass in bestimmten Chargen der Produktion Glassplitter im Brei vorhanden sein können. Oder bei einem Joghurt hat sich herausgestellt, dass sich gefährliche Bakterien in das Produkt gemischt haben könnten. Die Rückrufe in diesem Bereich sind zahlreich! Krankenhauskeime in Mundspülungen, nicht gekennzeichnete Allergene in Getränken, Kunststoffteile in Tiefkühlpizza, Heftklammern in Wabenhonig, Schimmelpilzgift in edelsüßem Paprika-Gewürz – allesamt echte Fälle. Nichts ist unmöglich.

Meist ist der Ablauf, der nach dem Entdecken des Fehlers geschieht, ähnlich: Die Verbraucher werden gewarnt, und das Produkt wird schnell aus dem Handel genommen, so dass es niemand mehr erwerben kann. Natürlich können in den meisten Fällen nicht alle Kunden, die den Brei, das Getränk oder den Joghurt schon im Kühlschrank stehen haben, erreicht werden. Ein gewisses Restrisiko bleibt nicht ausgeschlossen.

Schon allein diese Tatsache ist für mich als Kontrollfanatiker bereits höchst gruselig. Gefahr in ganz normalen Lebensmitteln! Babys, die Splitter essen, allergische Schocks, Schimmelpilze! Im Gewürz! Hilfe! Trotzdem war es nicht diese Art von Rückrufen, die meinen Kontrollzwang beschäftigten, sondern eine ganz andere Art.

Denn Rückrufe betreffen nicht nur Lebensmittel, sondern häufig auch elektronische Produkte, Möbel oder Küchengeräte. Eine Waschmaschine, die auslaufen kann. Ein Toaster, der unter Umständen in Brand geraten kann. Stromschlaggefahr bei Kabeltrommeln. Ein Heißwasserboiler, der bei falscher Montage überhitzen und brennen kann.

Für mich und meinen Kontrollzwang sind solche Vorfälle schlimmer als Horrorgeschichten. Ein Brand, der unbemerkt durch ein elektronisches Gerät ausgelöst wird – eine furchtbare Vorstellung! Egal wie oft man die Knöpfe am Herd kontrolliert, egal wie oft man den Toaster oder den Wasserkocher überprüft, das Zeug kann *einfach so* anfangen zu brennen. Uah! Man ist den Maschinen hilflos ausgeliefert – wie in den *Terminator*-Filmen.

Na gut... ich übertreibe mal wieder, wie es sich für einen ordentlichen Zwangskranken gehört. Aber Sie wissen ja mittlerweile: Zu meiner Krankheit gehört, dass man immer vom absolut Schlimmsten ausgeht – und da sind Haushaltsgeräte, die uns potenziell umbringen können, weil die Hersteller bei der Produktion etwas übersehen, nicht gerade eine beruhigende Vorstellung.

>*Glückwunsch zu Ihrem neuen Handy! Was Sie
nicht wissen, da unser Rückruf Sie nicht erreichte: Es
könnte sein, dass die Batterie beim Laden überhitzt
und anfängt zu brennen. Während Sie schlafen!
Gute Nacht und süße Träume!*«

Doch es war weder ein Handy, ein Toaster oder ein Wasserkocher, der mich richtig sorgte, sondern ein Gasherd! Ich hatte auf einer Rückrufseite im Netz zufällig gelesen, dass ein großer deutscher Hersteller vor seinen eigenen Gasherden warnte.

In seltenen Fällen konnte ein Anschlussteil beschädigt sein, was eventuell zu Explosionen führen könnte. Betroffen waren allein in Deutschland fast 20 000 Geräte, weltweit waren es an die 1,5 Millionen!

Streng genommen handelte es sich aber nicht um einen Rückruf, sondern um eine Produktwarnung. Man konnte sich beim Hersteller melden und das eventuell defekte Teil des Herdes von einem Techniker kostenlos austauschen lassen, um die Gefahr zu bannen.

Sie wissen ja mittlerweile von meiner Angst vor Gas und meinem Hang zur Kontrolle. Zusammen ein… nun ja… explosives Gemisch.

Also folgte das typische Zwang-Muster: übertriebene Sorgen um Dinge, die nicht meine Baustelle sind. Ganz unbegründet war diese Sorge übrigens nicht. Manche Hersteller fürchten den Imageverlust durch einen Rückruf so sehr, dass sie nur das Allernötigste machen. Eine kleine Annonce in der Zeitung, die von den meisten übersehen wird. Damit hat es sich dann. Vielleicht ein wenig wie bei den Diesel-Manipulationen deutscher Autobauer, die immer erst dann reagieren, wenn Politik oder Justiz ihnen keine andere Wahl mehr lassen.

Ich war mir allerdings fast sicher, dass es bei dem Rückruf von Tausenden Gasherden anders gelaufen sein muss. Dass die sich schon große Mühe gegeben haben werden, ihre Kunden zu warnen. Aber ich war mir eben doch nicht vollkommen sicher. Der Zwang hatte mich in der Mangel: »Find da mehr raus«, flüsterte er mir zu. Also begann ich, stundenlang im Internet zu recherchieren, wie so ein Rückruf oder eine Produktwarnung funktioniert. Welche gesetzlichen Richtlinien es gibt, wie Hersteller den Ablauf eines Rückrufs kontrollieren, was wann passiert und so weiter.

Es ist schwer, meine Gedanken dabei für Außenstehende zu schildern. Es war eines der ersten Male, bei denen ich mich um Dinge sorgte, die in einem größeren Kontext standen. Nicht der eigene Herd in der Wohnung, der merkwürdige Gasgeruch im Büro oder

der vermeintliche Brand im Haus gegenüber – sondern etwas, das wirklich absolut nichts mit mir zu tun hatte.

Nur: Was sollte ich tun? Wie ein Wahlkämpfer von Haustür zu Haustür ziehen und den Leute erzählen:

> *»Guten Tag, haben Sie eventuell einen Gasherd zu Hause stehen? Ich bin nämlich zwangskrank und kontrolliere deshalb jeden einzelnen Haushalt in Deutschland, um potenzielle Explosionen auszuschließen. Dürfte ich mal kurz in Ihre Küche…«*

Und warum war das überhaupt mein Problem? Es war doch das Problem des Herstellers. Oder das der Käufer. Vielleicht auch das der Menschen, die in den Wohnungen über und unter den Käufern wohnten, falls die Dinger wirklich explodieren. Aber nicht meines! Doch der Zwang ließ nicht los. Ich kann ihn heute noch hören:

> *»Es tut mir zwar leid, dass du von dieser Geschichte mit den Herden erfahren hast, aber nun, wo du das weißt, musst du auch kontrollieren, ob das alles rechtmäßig ablief. Und wenn es nicht rechtmäßig ablief, informierst du die Medien. Oder schreibst dem Hersteller böse E-Mails, bis er reagiert. Ich bin dein Kontrollzwang, und ich möchte, dass du auch die abwegigsten Dinge überprüfst. Stell dir nur mal*

vor, du hörst in den Nachrichten von einer Gasexplo-
sion wegen eines defekten Herds. Da bist du doch
quasi schuld dran, wenn du nichts unternimmst!
Und schuld sein, das mögen wir doch beide nicht so
gerne. Also komm schon!«

Gleichzeitig wusste ich genau, was mein Therapeut
sagen würde, wenn er davon erfahren würde:

»Jetzt sind Sie vollkommen verrückt geworden. Ich
verbiete Ihnen aufs Schärfste, sich noch eine weitere
Minute mit Rückrufen zu beschäftigen oder auch
nur in die Nähe einer Internetseite zu diesem Thema
zu kommen. Von allen Dingen, die nicht Ihr Problem
sind, ist das nun wirklich das Problem, das am aller-
wenigsten Ihres ist. Wenn Sie sich noch einmal damit
beschäftigen, rede ich nicht mehr mit Ihnen. Na gut,
mache ich doch, weil ich dafür bezahlt werde. Aber
ab da dann nur noch sehr ungerne!«

Natürlich hörte ich – mal wieder – auf meinen Zwang
und nicht auf den Therapeuten, obwohl ich genau
wusste, dass der Therapeut recht hatte. Ich wollte »nur
kurz« erfahren, dass bei diesem Rückruf alles Menschen-
mögliche getan wurde und nur noch ganz wenige der
gefährlichen Geräte im Umlauf waren. Dann wären
mein Zwang und ich sicher beruhigt. Wie immer.

Der Gedanke, dass irgendwo potenziell gefährliche Gasherde herumstehen, machte mich fast wahnsinnig. Heute kommt es mir selbst ein bisschen unwirklich vor. Aber zu dieser Zeit war ich niedergeschlagen, traurig, depressiv, ich hatte keinen Appetit – ich machte mir ein Problem zu eigen und litt darunter, weil es nicht lösbar schien. Das hört sich jetzt bestimmt sehr merkwürdig an. Denn mir ging es ja eigentlich gut. Ich sorgte mich aber so sehr um andere, dass ich selbst kaum gerade denken konnte. Fast wahnhaft. Nein: *definitiv* wahnhaft.

Dieses Verhalten gehört zu den gedanklichen Zwängen und nennt sich Grübelzwang. Das ist der Zwang, ein Problem immer wieder zu durchdenken, ohne dass eine Lösung in Sicht ist. Vollkommen besessen von diesen Gedanken zu sein. Kaum etwas anderes zulassen zu können. Angst haben, nie wieder an etwas anderes denken zu können.

Gleichzeitig ging das normale Leben weiter. Ich musste für eine Woche beruflich von Berlin nach Köln reisen. Die vierstündige Bahnfahrt verbrachte ich fast ausschließlich mit Internetrecherchen zu Rückrufen und Produktwarnungen. Ohne schlauer zu werden. Grübel. Grübel. Grübel. Denk. Denk. Denk.

In Köln angekommen, traf ich mich mit meiner Familie zum Abendessen. Während dieses Essens verkündeten

mein Bruder und seine Freundin, dass sie ein Kind erwarten. Ich lächelte kurz, freute mich, gratulierte – und
dachte wieder an Gasherde.

Dieser Gedanke musste weg aus meinem Kopf. Ich
recherchierte neben der Arbeit weiter und fand irgendwann einen Experten auf dem Gebiet des Produktrück-
rufs. Mit dem hätte ich sehr gerne geredet. Sicher
konnte er all meine Fragen beantworten und mir ganz
genau erklären, wie so etwas abläuft.

Nur war dieser Experte Professor und Anwalt und
sah nicht danach aus, als hätte er die Zeit, nebenbei
noch eine Kummer-Hotline für besorgte Zwangspatien-
ten wie mich zu betreiben. Wie also kam ich am besten
an ihn ran?

Nun ist es so, ich habe es bereits mehrfach geschil-
dert, wenn der Zwangskranke Ruhe von seinem Zwang
möchte, kann er wirklich ausgesprochen kreativ werden. Er ist um keine Ausrede und keinen kleinen Trick
verlegen. So wie ich für das Loch im Boden einem
Handwerker vorgaukelte, ich sei von einem Verein für
die Pflege des Paul-Linke-Ufers, fiel mir auch hier eine
Möglichkeit ein. Ich würde mich einfach als Journalist
ausgeben, der den Professor als Experten um ein Interview bittet. Am besten von einer großen Zeitung oder
einem bekannten Magazin, das würde die Chancen auf
Antworten erhöhen.

Und so startete ich das Experiment. Nur brauchte ich keine große Maske oder Verkleidung. In zwei Sekunden wurde ich von Peter Wittkamp, Zwangskranker, zu Peter Witter, Journalist beim renommierten Magazin Stern. Peter Witter recherchierte gerade an einer Story über Rückrufe und brauchte dazu die Expertise des Professors. Mit dieser Geschichte wurde ich am Telefon vorstellig, und was soll ich sagen: Es funktionierte. Der Plan ging auf. Ich bekam mein Exklusivinterview.

Der ausgesprochen sympathische und kompetente Professor erklärte mir sehr ausgiebig und verständlich, wie Rückrufe ablaufen. Außerdem war ich bei ihm auf eine Goldgrube gestoßen. Ich konnte mein Glück kaum fassen! Durch einen großen Zufall wusste er auch bestens über die Gasherd-Sache Bescheid – er war darin sogar beratend involviert gewesen. Jackpot! Als falscher Journalist Peter Witter habe ich ihm versprochen, keine Details dazu in meinem »Artikel« zu nennen – und obwohl mein ganzes Auftreten eine Täuschung war, fühle ich mich diesem Versprechen verpflichtet.

Ich kann aber so viel verraten: Er konnte mir meine größten Ängste und Sorgen nehmen. Der Hersteller hatte sich große Mühe gegeben, die Käufer des Herds zu erreichen. Ein großer Druck in mir, der mich seit Tagen quälte, war plötzlich weg. Meine Grübelspirale wurde schlagartig beendet. Die Sorgen waren verschwunden.

Es tut mir wirklich leid, dass ich dafür tricksen musste. Ich hatte schon während des Telefonats ein sehr schlechtes Gewissen. Ich bitte inständig um Verzeihung, Herr Professor! Hoffentlich haben Sie nicht in den Wochen nach unserem Telefonat in Erwartung des Artikels vergeblich jede Ausgabe des Magazins durchgeblättert. Aber lassen Sie mich Ihnen eines sagen: Das Gespräch mit Ihnen war das beste Interview in meiner gesamten Laufbahn als *Stern*-Reporter!

Die Luft ist raus

Es gibt eine letzte Obsession, von der ich in diesem Buch noch nicht berichtet habe. Vielleicht gab es auf den vorherigen Seiten schon ein, zwei kleine Hinweise, aber ausdrücklich genannt habe ich diesen Zwang noch nicht. Dabei zieht er sich durch mein gesamtes Leben als Erwachsener. Ich muss mich auch hier ein wenig überwinden, denn es ist mir ehrlich gesagt ziemlich unangenehm.

Bis ich so weit bin, überbrücken wir die Zeit einfach mit einer kurzen Geschichte.

Sie handelt von zwei Freunden, Dennis und Benjamin. Beide einundzwanzig Jahre alt. Sie kennen sich, seit sie zusammen in der Grundschule waren. Später wechselten sie beide aufs Gymnasium und machten ihr Abi zusammen. Es ist ein Sommertag in einem kleinen Dorf in Schleswig-Holstein, der Heimat der beiden. Die zwei sind kurz davor, sich zu verabschieden, denn Benjamin möchte heute noch nach Hamburg fahren, um ein Konzert seiner Lieblingsband zu sehen. Er ist nur noch mal schnell im Haus verschwunden, um seine Tasche zu holen. Dennis steht derweil vor dem Haus seines Freundes auf der Straße, wo der Golf parkt, mit dem Benjamin gleich losfahren möchte. Plötzlich fällt Dennis etwas auf: Am linken Hinterreifen des Wagens glitzert etwas merkwürdig. Dennis will gerade nachschauen, was das sein könnte, da wird er von Benjamin gerufen. Ob er noch mal kurz ins Haus kommen könne. Benjamin kann seine Schlüssel nicht finden und Dennis soll ihm bei der Suche helfen. Nach einer guten Viertelstunde finden sie ihn dann endlich, versteckt unter einer Zeitschrift. Nun aber schnell. Benjamin will spätestens zur Vorband an der Konzerthalle ankommen und muss sich ein wenig beeilen. Nach Hamburg sind es schließlich je nach Verkehrslage mindestens fünfzig Minuten. Die beiden umarmen sich hastig, verabreden sich noch schnell für das kommende Wochenende, und Benjamin fährt los. »Halte dich fern von der Reeperbahn, da findest du sie nicht, die wahre Liebe«, ruft Dennis ihm noch lachend hinterher, gefolgt von »Gute Fahrt!«.

Es wurde keine gute Fahrt. Es wurde Benjamins letzte Fahrt. Auf der Autobahn platzt der Reifen von Benjamins Wagen. Bei dem Glitzern, das Dennis aufgefallen war, handelte es sich um einen Nagel, der im Reifen steckte. Der sorgte dafür, dass der Reifen kontinuierlich Luft verlor, dadurch überhitzte und schließlich platzte. Das Auto gerät ins Schlingern, überschlägt sich. Benjamin ist ein guter Fahrer, aber er hat keine Chance.

Dennis macht sich sehr, sehr lange Zeit nach dem Unfall Vorwürfe. Hätte er doch etwas gesagt. Hätte er sich das Glitzern kurz genauer angeschaut. Hätte ihn Benjamin doch bloß nicht ins Haus gerufen. Wäre der bescheuerte Schlüssel doch nur nicht unter der Zeitschrift verschwunden. Er verändert sich. Wird vorsichtiger.

Bis heute hat Benjamin eine sehr ungesunde Beziehung zu Autoreifen. Er versucht sie, soweit es geht, zu ignorieren. Versucht, nicht hinzuschauen. Steht er an einem Auto eines Bekannten, schaut er immer geradeaus. Nie nach unten. Fällt sein Blick zufällig doch auf einen Reifen, kann er nicht anders, als ganz genau hinzuschauen und zu kontrollieren, ob alles in Ordnung ist. Schon oft dachte er, da ist doch was, doch es war nur ein kleines, helles Steinchen.

Er weiß, dass die Sache mit Benjamin ein riesiger, furchtbarer Zufall war. So häufig stecken in Autoreifen keine Nägel. Und selbst wenn, meist geht es einigermaßen gut aus. Ein Platter, der ausgewechselt werden muss. Aber er kann nicht anders: Sieht er einen Reifen, muss er ihn auf Fremdkörper überprüfen. Was erschwerend hinzukommt: Er kann dabei seinen Augen nicht mehr trauen. Die Angst, dass sich sein Fehler noch einmal wiederholt, trübt seinen Blick. Er schaut sich einen Reifen an, sieht, dass alles okay ist, und kurz darauf muss er noch einmal hinschauen, nur um zu überprüfen, ob wirklich alles okay ist. Und noch ein drittes Mal. Manchmal vier, fünf Mal hintereinander. Wer als Werkzeug nur einen Hammer hat, sieht in jedem Problem einen Nagel, sagt man. Und Dennis' Problem ist, dass seit dem Unglück sein Kopf von einem großen Hammer blockiert wird. Es wäre nicht falsch, das was Dennis macht, als Zwangsstörung zu bezeichnen. Unterkategorie: »Kontrollzwang«.

* * *

Sie ahnen sicher schon: Die Geschichte von Dennis, Benjamin und dem Unfall habe ich mir nur ausgedacht. Das Einzige, was daran stimmt, ist, dass es auf der Reeperbahn keine wahre Liebe gibt und dass Nägel im Reifen gerade bei hohem Tempo zu sehr gefährlichen Unfällen führen können. Der Nagel steckt im Reifen und verschließt diesen eigentlich ganz gut, so dass nur ein bisschen Luft entweicht. Ein wenig, als würde man mit einer Nadel in eine Hüpfburg piksen. Es dauert dann eine Zeit lang, bis da die Luft raus ist. Bei Autoreifen nennt man so etwas »schleichenden Luftverlust«. Dieser kann dazu führen, dass vom Fahrer unbemerkt auf Dauer immer mehr Luft entweicht und so ein zu niedriger Luftdruck entsteht. Dieser niedrige Druck wiederum kann dazu führen, dass der Reifen wegen der Überhitzung durch den Abrieb auf der Straße platzt.

Verzeihen Sie mir bitte, dass ich diese wenig überzeugende Story erfunden habe. Ich wäre sicher ein furchtbar schlechter Thriller-Autor. Dan Brown, dein Imperium ist nicht in Gefahr! Ich möchte aber auch gar nicht solche Geschichten erzählen – obwohl »Der Da-Wittkamp-Code« ein toller Titel wäre.

Aber: Ich bin wie Dennis nach dem Unfall! Ich mache exakt dasselbe! Nur ohne diesen Unfall. Das zwanghafte Fixieren auf Autoreifen kam bei mir wie von selbst – ganz ohne Unglück.

Ich weiß nicht, wie ich auf dieses Thema gestoßen bin – aber irgendwie hat es mich gefunden. War es vielleicht ein Zeitungsbericht über einen Unfall? War es ein Artikel im ADAC-Magazin? War es ein Bericht im Fernsehen? Oder vielleicht einfach ein Gespräch in der Familie oder mit Freunden? Ich weiß es nicht mehr. Das Einzige, was ich ausschließen kann, sind soziale Medien. Die gab es damals noch nicht. Denn die Sache mit den Autoreifen ging so ungefähr im Jahr 1997 oder 1998 los. So um die Zeit meines ersten Zwangs. Das sozialste Medium war damals die Kneipe.

Ich weiß also nicht mehr, warum ich überhaupt auf dieses eher abseitige Thema gestoßen bin. Aber von da an hat es mich fest im Griff gehabt. Es war plötzlich da. Der Zwang hat ab diesem Zeitpunkt übernommen. Er war das, was bei Dennis der Unfall war. Er nutzt meine Sorgen aus. Wie es eben so seine Art ist. Er sucht sich die Schwächen und nistet sich dort ein.

Von da an hatte ich Angst vor Autoreifen. Klingt mal wieder ganz schön bescheuert, oder? Aber dieses zwanghafte Kontrollieren von Autoreifen ist einer der stärksten Zwänge in meinem ganzen Leben. Es begleitet mich seit über zwanzig Jahren! Also 240 Monate! Über 7000 Tage. Hätte ich einen Euro für jeden Tag mit diesem Zwang zur Seite gelegt, könnte ich mir heute einen Kleinwagen kaufen. Mit neuen Reifen. Ohne Nägel.

Ich fürchte inzwischen, dass dieser Zwang auch nie ganz verschwinden wird. Wobei moderne Autos Sensoren für den Luftdruck eingebaut haben und so ihre Fahrer vor Luftverlust warnen. Wenn sich das vielleicht bis zum Jahr 2030 in allen Autos durchgesetzt hat, verschwindet eventuell auch meine Angst. Ich will also gar keine fliegenden Autos in der Zukunft, mir reichen Autos mit Sensoren an den Reifen. Oder Autos ganz ohne Reifen. Was dann wahrscheinlich doch fliegende Autos wären.

Aber Spaß beiseite. In den letzten zwanzig Jahren habe ich versucht, Autoreifen so gut wie möglich zu ignorieren, damit mir bloß nichts auffällt. Das war okay für mich. Wenn ich keine Reifen sehe, kann ich auch keine Nägel sehen und bin somit auch nicht schuld. Der Zwang war zum Glück nie so stark, dass ich aktiv Reifen überprüft hätte. So ein bisschen wie beim Boxenstopp in der Formel 1. »Moment, du kannst noch nicht losfahren, ich komme mit raus und überprüfe erst mal alle vier Reifen.«

Stattdessen habe ich also versucht, Autos und Autoreifen zu ignorieren. Das ist jedoch leichter gesagt, als getan. Überlegen Sie mal, wo in unserem Leben überall Autos vorkommen! Eigentlich an jedem Ort. Immer und überall. Deutschland ist Autofahrerland – und das war ein großes Problem für mich, weil ich aus dem Zwangsstörungsland stamme. Na ja ... sinnbildlich. Tatsächlich wohnte ich damals noch mit meinen Geschwistern bei meiner Mutter auf dem Land. In einem kleinen Dorf im nordwestlichsten Zipfel von Rheinland-Pfalz ohne nennenswerten öffentlichen Nahverkehr. Asbach. (Nein, der Schnaps kommt nicht von dort.) Nahezu alle Strecken werden in und um Asbach herum mit dem Auto gefahren. Geht nicht anders. Also: jede Menge Autos.

Auf dem Parkplatz an meinem Gymnasium: Autos.
Vor der Sporthalle, wo ich Volleyball spielte: Autos.
In der Nachbarschaft: Autos.
Am Einkaufscenter: Autos.
Mit Freunden ins Kino fahren: Autos.
In die Niederlande zum Campen: Autos. Autos, Autos, Autos.

Ich musste lernen, die Reifen all dieser Autos zu ignorieren. Was mir natürlich nicht immer gelang. Ab und an musste ich zwangsläufig (ja, ich weiß) auch mal auf einen Reifen schauen. Zum Beispiel, weil ich mich beim Ignorieren nicht richtig konzentrierte. Oder einfach durch Zufall. Oder ein Auto fuhr an mir vorbei, und ich konnte nicht rechtzeitig wegschauen …

Wenn es dazu kam, dass ich dann doch mal auf einen Reifen schaute, ging es mir wie Dennis. Ich konnte meinen Augen nicht mehr trauen. War das ein kleines Steinchen oder doch ein Nagel? Hat es da gerade im Vorbeifahren gefunkelt, weil die Felgen etwas reflektiert haben, oder war das doch am Reifen? Und manchmal habe ich genau wie Dennis einen Reifen drei Mal angeschaut und war mir immer noch nicht sicher, ob wirklich, wirklich, wirklich alles in Ordnung war. Mitunter auch zehn Mal.

Aber das ist ja auch kein Wunder. So ein Reifen ist groß, und so ein Nagel ist klein. Zudem stecken oft alle möglichen Dinge in einem solchen Reifen. Papier, Steinchen, winzige Glasscherben. Außerdem sind Reifen meist dreckig und haben durch das Profil viele kleine Höhen und Tiefen. Es ist also gar nicht so einfach, mit einem Blick zu erkennen, ob da wirklich kein Nagel drinsteckt. Und so kam es, dass ich mir wirklich sehr, sehr viele Autoreifen in meinem Leben sehr genau angeschaut habe. »Wo ist der Nagel?«, war mein »Wo ist Waldo?«. Manchmal, wenn es zu dunkel war, suchte ich auch mit Hilfe eines Feuerzeugs oder einer Taschenlampe (später, als Smartphones aufkamen, dann mit Hilfe des Handylichts).

Diese Kontrollen habe ich natürlich nur angestellt, wenn niemand dabei war. Wäre mir viel zu peinlich gewesen, zuzugeben, dass ich an einer Zwangsstörung leide. Vermutlich wusste ich damals auch noch gar nicht so genau, dass mein übertriebenes Händewaschen und die Sache mit den Autoreifen sehr konkreten Anzeichen auf das Krankheitsbild OCD entsprachen. Das habe ich erst später erfahren. Also kontrollierte ich erst mal munter weiter und dachte, es wäre vermutlich nur eine »etwas« übertriebene Sorge von mir. Das hört sich vielleicht retrospektiv leicht naiv an, aber da ich das mit dem Waschen schon überwunden hatte, war die Sache mit den Nägeln damals im Grunde mein einziger Zwang. Daher neigte ich dazu, das als etwas aus dem Ruder gelaufenen Spleen abzutun, ohne eine Krankheit zu vermuten. Ich bin mir fast sicher, es geht vielen, die an OCD leiden, zu Beginn ähnlich. Die Erkenntnis, dass ich dagegen etwas unternehmen musste, kam erst sehr viel später.

Manchmal wurde ich beim Kontrollieren der Reifen »erwischt«. Es kam also jemand vorbei und fragte mich, was ich denn da am Auto machen würde. Das fühlte sich an, wie bei einer Straftat ertappt zu werden, obwohl ich ja eigentlich nichts Böses im Sinn hatte. Eine sehr unangenehme Situation für mich. Ich wusste zwar nicht, dass ich da gerade einem Zwang nachgehe, aber ich wusste immerhin, dass es nicht so ganz normal ist.

Was also auf die Frage, was ich dort mache, erwidern? Doch ich war immer auch hervorragend im Verstecken meiner Zwänge. Eine meiner Lieblingsausreden in solchen Momenten war: »Mir ist gerade ein Zehner unter das Auto geweht. Der muss doch hier irgendwo sein.« Es war nie ein Zehner unter dem Wagen.

Dieser Reifenkontrollmarathon, der kurz vor der Jahrtausendwende begann, zieht sich bis heute. Ich habe sicher schon mehrere tausend Reifen genauer unter die Lupe genommen. Bei mir im Kopf war eindeutig der TÜV abgelaufen.

Manchmal – das lag an der Unsicherheit, ob man wirklich alles richtig kontrolliert hat, wie beim Herd – hat das auch mal zehn Minuten oder eine Viertelstunde gedauert. Dazu muss man noch die Zeit rechnen, die ich brauchte, um heimlich zum jeweiligen Auto zurückzukehren. Wenn andere dabei waren, konnte ich meinem Zwang ja nicht nachgehen, ohne ihn erklären zu müssen.

Diese gigantische Zeitverschwendung war aber nicht das Schlimmste. Viel schwerer auszuhalten waren die Ängste und Sorgen. *Was ist, wenn ich* doch *nicht richtig kontrolliert habe? Was ist, wenn ein Unfall passiert. Was ist, wenn jemand stirbt?* Ich wusste zwar, dass ich vollkommen übertrieben reagiere und in 99,9 Prozent der

Fälle alles in Ordnung war – aber das hat die Sorgen und Ängste nicht beseitigt.

Ein bisschen fühlt sich das so an wie das Gegenteil von »Flugzeuge im Bauch«. Also eher »Flugzeugunglück im Bauch«. Dieses unangenehme Gefühl habe ich oft. Auch bei Zwängen anderer Art. Irgendwas fühlt sich komplett falsch an. Im Bauch. Gleichzeitig bekomme ich wenig Antrieb oder Lust auf schöne Dinge wie eine Serie schauen, Musik hören, Shoppen gehen, mit Freunden treffen oder ein Bier trinken gehen. Ein bisschen wie eine Depression light. In mir nagt der Zwang und legt mir nahe, dass ich jetzt tunlichst etwas erledigen muss.

Um dieses Gefühl zu beseitigen, gibt es zwei Wege: Aushalten und warten, bis es langsam schwächer wird. Das ist die harte Variante. Die zumindest kurzfristig deutlich einfachere ist, dem Zwang nachzugehen. Sehr, sehr oft habe ich mich in meinem Leben für die zweite »Lösung« entschieden. Lieber doch noch mal den Reifen kontrollieren.

Manchmal ging das mit dem Kontrollieren aber auch nicht. Wenn zum Beispiel ein Auto gerade im Einparken begriffen war und ich etwas »Auffälliges« sah, das Auto aber erst später zum Stehen kam. Dann wusste ich nicht so genau, an welcher Stelle ich suchen sollte. Der

Reifen war ja in Bewegung gewesen. Vielleicht war der »Nagel« genau dort, wo der Reifen jetzt auf dem Boden stand …

In diesen Fällen habe ich dann einen Zettel geschrieben und an die Windschutzscheibe geheftet. Fein säuberlich umhüllt von einer Plastiktüte, falls es regnet. Irgendwann habe ich sogar eine Vorlage auf meinem Computer erstellt, weil ich keine Lust hatte, den Text immer handschriftlich zu schreiben. In dieser Vorlage musste ich dann nur noch ein paar kleine Angaben ändern, zum Beispiel, um welchen Reifen es geht.

Ich habe diese Vorlage immer noch auf meinem Computer – aber zum Glück schon lange nicht mehr benutzt. Hier ist der letzte gespeicherte Text. Ich schätze, ich habe ihn vor etwa zwei, drei Jahren zum letzten Mal an eine Windschutzscheibe geheftet.

Hallo,

ich habe an Ihrem Auto am Donnerstag etwas glitzern gesehen. Es war am linken Vorderreifen. Hoffe, es war kein Nagel.

Um schleichenden Luftverlust zu vermeiden, der zu einem gefährlichen Reifenplatzer führen kann, checken Sie bitte den Luftdruck und suchen den Reifen ab. Vielleicht war es nur eine harmlose Lichtreflexion

und kein Nagel oder Ähnliches – aber ich dachte, ich
sage Ihnen einfach mal vorsichtshalber Bescheid.

Liebe Grüße!

Ein Nachbar

»Liebe Grüße, ein Verrückter« wäre die bessere Verabschiedung gewesen. Nachdem ich einen solchen Zettel verteilt hatte, verschwand das bedrückende Bauchgefühl meistens. Ich hatte die Verantwortung abgegeben. Ich hatte das »Problem« weitergegeben. Auf einem Zettel, schick verpackt in Plastikfolie. Bitte schön, hier ist ihr Problemgutschein. Es ist nicht mehr meine Sache.

Was mir bei diesen Zetteln jedoch sehr unangenehm war: Ich hatte nichts Böses im Sinn – aber sie lesen sich ein bisschen wie von einem Psycho (was ja auch irgendwie stimmt). »Guten Tag, ich will ja nichts sagen, aber es könnte ein Nagel in Ihrem Reifen stecken!« Wenn man sich nach diesem Satz noch ein irres Kichern wie das des Jokers aus *Batman* vorstellt, klingt er wirklich ziemlich unheimlich. Daher hatte ich bei diesen Zetteln immer auch die Sorge, dass sich jemand bedroht fühlt. Aber diese Sorge war nie stärker als der Druck des Zwangs. Ich habe es in Kauf genommen, dass diese Nachricht auch sehr merkwürdig wirken kann. Obwohl ich wusste, dass es in 99,9 Prozent der Fälle vermutlich mal wieder ein Irrtum meiner trüben Augen war. Das bedeutete: Der ganze Zettel-Irrsinn war vollkommen unnötig. Da waren keine Nägel und da wären auch keine Unfälle passiert. Doch der Zwang war größer als die Realität. Ein bisschen wie Deutschland in der Flüchtlingsdiskussion. Es geht nicht um Fakten, sondern um Angst.

Wenn ich die Reifen nicht selbst kontrolliert oder einen Zettel geschrieben habe, sprach ich die Besitzer des Autos auch manchmal direkt an. Das war häufig bei Freunden oder Bekannten der Fall. »Du, mir ist da eben was aufgefallen. Wahrscheinlich war es nix, aber…« Im Grunde habe ich dann mehr oder weniger den Text aufgesagt. Das war mir sehr unangenehm. Ich wollte bei Menschen, die ich gut kannte, nicht als der übervorsichtige Spinner wahrgenommen werden – das entsprach ja auch gar nicht meinem Charakter. Also zumindest das »übervorsichtig«. Ich war eigentlich eher risikofreudig und neugierig. Aber der Zwang wollte es so. Er brachte diese Seite von mir zum Vorschein. Und ich hatte keine Chance, mich zu wehren.

Apropos Chancen: Nach meinem Abitur, im Jahr 2001, die Sache mit den Autos lief schon eine Weile, bekam ich die Möglichkeit, endlich mal raus aus meinem kleinen Dorf zu kommen. Ich wollte studieren. Da ich mich ursprünglich für Betriebswirtschaft entschieden hatte, wurde der Ort meines Studiums über die ZVS entschieden, die Zentrale Vergabestelle für Studienplätze. Die konnte einen zwar überall in Deutschland hinschicken, aber man durfte immerhin drei Wunschorte angeben, die berücksichtigt wurden.

Ich wählte Münster, Bamberg und einen dritten Ort, den ich leider vergessen habe. Tatsächlich wurde ich dann auch nach Bamberg geschickt, um mein BWL-Studium anzutreten (und nach nur einem Semester Buchhaltung und Marketing gegen Soziologie zu tauschen). Wenn ich später darauf angesprochen wurde, warum denn ausgerechnet Bamberg, habe ich wahrheitsgemäß gesagt, dass es eben mit Münster auf der Liste stand. Aber ich habe nie erwähnt, *warum* es auf dieser Liste stand.

Auf den ersten Blick sind Münster und Bamberg kleine, nette Studentenstädtchen, in denen es sich gut leben und lernen lässt. Aber meine wahre Motivation, diese Orte zu wählen, war eine ganz andere. Ich besaß damals eine Zeitschrift, die sich mit den verschiedenen Unistädten Deutschlands beschäftigte. Dort gab es auch Rankings über Qualität der Lehre oder die Lebensqualität in den verschiedenen Orten. Es gab zudem eine Menge weiterer Zahlen und Infos. Von all diesen Werten interessierte mich aber vor allem eine einzige Statistik. Denn es wurde auch aufgeführt, wie man sich in der Stadt fortbewegt – also wie viele Studierende mit dem Auto, den öffentlichen Verkehrsmitteln oder dem Fahrrad unterwegs waren. Das bedeutete für mich vor allem: Ich konnte mir in den Statistiken die Städte mit dem geringsten Autoanteil heraussuchen! Meine Überlegung: Wo wenige Autos gefahren werden, stehen sicher auch wenige Autos herum. Genial! Und so entschied ich mich für Münster und Bamberg – beides Städte mit einem sehr geringen Prozentsatz an autofahrenden Studierenden. Das war der wahre Grund meiner Studienplatzwahl. Der Zwang hat mitbestimmt. Ich hatte so wenig Lust darauf, weiterhin Autoreifen zu ignorieren oder zu kontrollieren, dass ich vor ihnen, so gut es ging, flüchtete. Weg vom ländlichen Gebiet mit all den Autos, rein in die fahrradfreundliche Altstadt. Wäre mir Bamberg aber nicht durch seine hervorragende Fahrrad-Statistik in dem Unimagazin aufgefallen, ich wäre niemals auf das kleine fränkische Städtchen gekommen. Ich hatte vorher überhaupt keinen Bezug zu diesem Ort.

Mein Zwang hat also mein ganzes weiteres Leben beeinflusst, denn vieles, was ich bis heute erlebt habe, wäre nicht ohne die Zeit in Bamberg geschehen. Ich wäre vielleicht kein DJ geworden, um mir das Studium zu finanzieren, hätte nie auf Soziologie gewechselt, wäre dadurch nie in Berlin gelandet. Und meine Schwester, die mir folgte und wegen mir ebenfalls in Bamberg studierte, hätte nie ihren Mann kennengelernt, mit dem sie heute zwei wunderbare Kinder hat. Jedes Jahr fahre ich in den Skiurlaub. Natürlich mit Menschen, die ich damals in Bamberg kennengelernt habe. Verrückt. Alles wegen schleichenden Luftverlustes.

Damals wusste ich es noch nicht, aber im Sinne einer professionellen Konfrontationstherapie war meine Auto-Flucht nach Franken natürlich nicht unbedingt der sinnvollste Ansatz. Ein bisschen so, als würde ein Spinnenphobiker in die Antarktis ziehen, bloß weil es dort zu kalt für seine achtbeinigen Plagegeister ist. Einfach verdrängen und ausweichen.

Zunächst aber ging mein Plan tatsächlich auf. Im Zentrum von Bamberg gibt es sehr viele kleine Altstadtstraßen, in denen nur sehr wenige Autos unterwegs waren. Noch besser war die Lage meines ersten WG-Zimmers: Es befand sich mitten in der Oberen Sandstraße, in Bamberg berühmt als pulsierende Kneipenstraße. Dort waren zwar tagsüber sehr viele Fußgänger unterwegs und abends viele Kneipengäste, die nicht mehr ganz so gut zu Fuß gehen konnten – aber dort stand nahezu nie ein Auto. Zehn magische Buchstaben: PARKVERBOT. Traumhaft! Außerdem fand ich heraus, dass Bamberg eine Brauereien-Dichte vorweist, die als die höchste der Welt galt. Das war auch nicht schlecht. Endlich war der Zwang mal hilfreich.

Ab und an konnte ich in meiner Studienzeit den Kontakt mit den verhassten Autoreifen zwar nicht vermeiden, aber es hielt sich stark in Grenzen. Ich schrieb hin und wieder einen meiner Zettel, doch insgesamt war der Zwang sehr in den Hintergrund getreten. Überhaupt war die Studienzeit was meine Zwänge betrifft eine sehr angenehme Periode. Ich lebte relativ zwangfrei – böse Zungen würden sogar behaupten zwanglos.

Nach vier, fünf Jahren in der relativ autofreien Enklave zog es mich jedoch weg aus Bamberg. Ich musste, um mein Studium zu beenden, noch ein Pflichtpraktikum absolvieren, und dafür zog ich nach Berlin. Es ging zur Plattenfirma Universal Music in die Marktforschung. Eine für mich perfekte Kombination aus meinem DJ-Hobby und meinem Studiengang Soziologie.

In Berlin – das hätte man mir ruhig mal sagen können – gab es dann wieder relativ viele Autos. Nun ist es so, dass mir die Autos beziehungsweise die Autoreifen, die ich im ganz normalen Verkehr sehe, nicht so viel ausmachen. Selbst wenn mir etwas auffällt, sind mir nämlich die Hände gebunden. Denn das Auto fährt ja weiter, und ich habe keine Ahnung, wo es später parkt oder wem es gehört. Da bin ich selbst mit meinem Zetteln machtlos. Wichtiger noch: Hätte es einen Unfall, würde ich es nie erfahren. Auch wenn das eine Art von Verdrängung war, war das für mich immer sehr beruhigend. Ich konnte mir dann selbst sagen: »Ja, du hast da gerade im Verkehr etwas gesehen. Aber du hast keine Möglichkeit zu reagieren und wirst auch nie erfahren, ob es einen Unfall gab. Abgesehen davon, mein lieber neurotischer Freund, ist es zu 99,9 Prozent mal wieder nichts Schlimmes gewesen. Also beruhig dich.«

Problematisch war es vor allem dann, wenn ich den Besitzer des Autos kannte. Dann würde mich die Nachricht von einem Unfall auf jeden Fall erreichen. In diesem Fall war es nicht ich selbst, der zu mir sprach, sondern eher der Zwang.

»Ja, du hast da gerade etwas gesehen. Und du hast die Möglichkeit, zu reagieren. Wenn es einen schlimmen Unfall gibt, wirst du auf jeden Fall davon erfahren. Und außerdem, mein lieber neurotischer Freund, wenn zu 99,9 Prozent nichts Schlimmes passiert, bedeutet das nicht, dass es vollkommen ausgeschlossen ist. Also werde bitte jetzt sofort panisch und zwanghaft!«

Aus dieser »Gefahr durch Nähe«-Situation heraus, waren in Berlin natürlich all die Orte schwierig, bei denen ich die Autobesitzer kannte. Der Firmenparkplatz von Universal Music. Der Firmenparkplatz der Werbeagentur, bei der ich danach arbeitete. Die Straßen, in denen ich wohnte und in denen meine Nachbarn parkten. Cafés, bei denen ich wusste, dass der Besitzer häufig vor der Tür parkte. Oder auch wenn ich etwas mit Freunden unternahm und einige mit dem Auto kamen.

In all diesen Situationen bemühte ich wieder meine alte Taktik des gekonnten Ignorierens. Schnell mit einem Scheuklappenblick über den Firmenparkplatz huschen, bis ich endlich im sicheren Gebäude bin (Arbeitsplätze mit Blick aus dem Fenster auf einen Parkplatz meide ich bis heute gerne). »Augen halb zu und durch« heißt mein Motto.

Dadurch, dass ich in Berlin meist Autos sehe, deren Besitzer ich nicht kenne, ist es deutlich besser geworden. Ab und an habe ich noch mal einen Zettel geschrieben. Manchmal auch eine E-Mail. Aber immer öfter habe ich auch das einzig Richtige getan: aushalten, nichts unternehmen und merken, dass ohnehin nichts Schlimmes passiert.

Zudem habe ich ein bisschen trainiert. Ich musste lernen, über einen Parkplatz oder durch die Nachbarstraßen zu gehen, ohne auf die Autoreifen zu achten. Sie, die mein Problem mit hoher Wahrscheinlichkeit (sagen wir zu 99,9 Prozent) nicht haben, schauen vermutlich nie auf Reifen. Sie übersehen sie. Sie sehen das Auto als Ganzes, aber nicht den Reifen. Sie bemerken vielleicht, dass vor der Tür ein schicker Oldtimer steht oder dass der Chef sich einen neuen BMW gegönnt hat. Aber Sie schauen nicht explizit und zwanghaft auf die Autoreifen. Ich schon. Also musste ich ein wenig mehr wie Sie werden. Das ist mir zum Glück ganz gut gelungen.

Wenn ich dann doch im Augenwinkel bemerke, dass mal etwas glitzert, muss ich mir Folgendes sagen: »Ist wahrscheinlich irgendwas an den Felgen oder der Karosserie – und selbst wenn da was am Reifen ist: Du bist nicht verantwortlich dafür. Geh einfach weiter und schau dir auf keinen Fall den Reifen genauer an.« Glücklicherweise schaffe ich das mittlerweile relativ oft. Das ist auch der Arbeit meines Therapeuten zu verdanken – aber vor allem muss ich mich immer wieder selbst davon überzeugen, dass es eigentlich gar kein Problem gibt. Mein Therapeut ist meist nicht bei mir, dieses ständige Training muss ich meist alleine stemmen. Alleine, wie Rocky gegen die Schweinehälften. Nur halt ohne Schweinehälften. Aber sonst genauso cool!

Die Sache mit dem Nagel im Autoreifen ist also deutlich besser geworden. Doch bis heute ist mir alles mit Autos unangenehm! Irgendwo mit dem Auto abgeholt werden: unangenehm. Mitfahrgelegenheiten: unangenehm. Jemanden, den ich kenne, in der Stadt mit seinem Auto sehen: unangenehm. Ich habe immer noch Angst, dass mir etwas auffällt und dass ich dann wieder meinen peinlichen Zettel oder meine ebenso peinliche Ansprache bemühen muss. Unangenehm. Es gibt ein paar Festivals, auf denen man mit dem Auto direkt auf den Campingplatz fahren darf und so direkt neben seinem Wagen zelten kann. Viele Menschen finden das praktisch, ich hasse es. Ich mag Festivals, auf denen die Autos – wie es sich gehört – weit weg auf einem Parkplatz stehen und nicht mit ihren Horrorreifen meinen Freizeitspaß ruinieren.

Was ich ebenfalls nicht aushalte: Wenn auf der Straße ein Nagel oder eine Schraube liegt. Ich MUSS die dann aufheben und in den nächsten Papierkorb schmeißen. Besonders schlimm ist es, wenn irgendwo Handwerker gearbeitet haben und denen ihr Päckchen mit Nägeln umgefallen ist. Zumindest ist das meine Erklärung, wenn auf der Straße mal fünfzig bis hundert Nägel liegen. Ich hebe die dann alle auf. Jeden einzelnen. Dann kontrolliere ich die Stelle noch mal ganz genau, finde meist noch zwei, drei Nägel, die ich übersehen habe, und erst dann gehe ich weiter. Ich hasse es, aber ich mache es. »Sorry für die Viertelstunde Verspätung, einem Handwerker ist die Nagelkiste umgefallen.« Glaubt einem auch keiner.

Bis heute schaue ich auch weg, wenn im Fernsehen Nahaufnahmen von Autoreifen gezeigt werden. Da reagiere ich wie andere bei besonders blutigen Szenen im Thriller. Ahhhhh, ein Reifen zur besten Sendezeit. Sind die denn wahnsinnig! Es schauen doch auch noch Kinder zu!

Was sich ebenfalls als ein wenig schwierig rausgestellt hat: Facebook, Twitter und Instagram. Ab und an posten meine Freunde dort dreist Bilder ihrer Autos. Oder zumindest sich selbst vor ihren Autos. Zum Beispiel auf dem Weg in den Urlaub. Oder beim Campen. Ich scrolle also ohne etwas Böses zu ahnen durch meine Timeline und sehe dann ohne Vorwarnung diese Aufnahmen. Können die denn nicht ahnen, dass jemand mit Autoreifenkontrollzwang mitliest?!

Manchmal ist es dann aufgrund des Überraschungseffekts für mich zu spät, um konzentriert an den Reifen vorbeizuschauen wie ich es doch so lange geübt habe – und dann kontrolliere ich das Foto gründlich wie ein Forensiker auf irgendwelche Auffälligkeiten. Noch so ein Job, den ich hätte ergreifen sollen. Ab und an sehe ich dann auch etwas Verdächtiges. Dann hilft nur eins: Foto abspeichern, im Bildbearbeitungsprogramm öffnen und auf den Reifen zoomen. Wie ein Irrer. Kann auch mal so zehn Minuten dauern. Sie wissen: Das trübe Auge. Wenn ich mir dann immer noch nicht sicher bin, ob das ein Nagel ist oder ein helles Steinchen, schreibe ich ab und an sogar eine Nachricht an diese Freunde. Im Text ungefähr so ähnlich wie der Zettel oben. Natürlich ist mir auch das dann unglaublich peinlich. Aber manchmal ist der Zwang einfach stärker.

Auch heute noch. Ein paar Freunde von mir, die dieses Buch vielleicht gerade lesen, werden nun sicher denken: Ach, *deshalb* damals diese merkwürdige Nachricht. Ja, deshalb. Ich bin wie Dennis – ich werde das vermutlich nie ganz los.

Einmal habe ich sogar dem VfB Stuttgart geschrieben. Das war so gegen Ende 2016. Ich hatte zufällig das Foto eines seiner Spieler auf Instagram gesehen. Darauf zu sehen war der Sportler vor seinem schicken Sportwagen – wie Instagram-Fotos von Fußballern eben heute so aussehen. Zum Wegschauen war es zu spät. Sie ahnen natürlich, dass ich mich nicht so sehr für den teuren Wagen, sondern eher für die Gummiummantelung der Felgen interessierte. Tatsächlich fand ich etwas Auffälliges in den Reifen. Es glänzte wie ein Nagel, und ich konnte selbst durch Zoomen in das Bild nicht klären, ob das nun tatsächlich einer war oder vielleicht auch nur eine Reflexion.

Sofort grummelte es im Bauch. Würde er verunglücken, würde ich auf jeden Fall in den Medien davon erfahren. Es war also kein »Unbekannter«. Nur wusste ich überhaupt nicht, wie ich ihn erreichen soll. Versuchen Sie mal, jemand Berühmtem eine Nachricht zukommen zu lassen. Dazu noch eine sehr wirre, sehr merkwürdige Nachricht.

Ich probierte es trotzdem und schrieb den Spieler auf Instagram an – aber natürlich las er meine Nachricht nicht. Das Grummeln im Bauch wurde stärker. Mein zwanghafter Kopf ergänzte das Bauchgefühl mit dem Gedanken, dass ihn natürlich dasselbe Schicksal wie Benjamin ereilen würde. Mindestens! Immer vom Schlimmsten ausgehen. Ich wusste von einer Gefahrenquelle, konnte aber nicht warnen. Nicht mal mit einem Zettel. Es war schwer zu ertragen. Das Gegenteil von dem, was jemand mit Kontrollzwang möchte. Doch dann kam mir eine Idee. Ich schrieb einfach seinen Verein auf Facebook an. Ich machte mir zwar keine großen Hoffnungen, doch vier Tage später kam tatsächlich eine Antwort. Es ist mir mal wieder sehr peinlich, aber ich werde Ihnen diese Nachricht nicht vorenthalten.

Hallo Heinz,

vielen Dank für Deine Nachricht. Wir haben diese weitergeleitet und die Rückmeldung, dass es sich wohl nur um eine Markierung am Reifen handelt.

Wir danken für Deinen aufmerksamen Hinweis.

Weiß-rote Grüße
Social Media Team
VfB Stuttgart 1893 e. V.

Ja, ich habe ein zweites, komplett erfundenes Facebook-Profil mit dem Vornamen Heinz. Es war mir damals zu unangenehm, meinen echten Namen zu nutzen. Der Zwangskranke weiß ja immerhin, dass er verrückt ist. Trotzdem danke, VfB Stuttgart. Ihr habt mir damals, ohne es zu wissen, sehr geholfen. Weiß-rote Grüße zurück!

So. Das war die Geschichte vom Nagel im Reifen. Ich habe zwar noch gar nicht jedes Detail dieses unglaublich ausufernden Zwangs erzählt, will aber an dieser Stelle trotzdem zu einem Ende kommen. Mein Lektor, Sie wissen schon. Wir möchten gerne vermeiden, dass es in diesem Buch mehr um Reifen geht als in der Biografie von John Boyd Dunlop. Wissen Sie, wer das war? Der Mann, der im Jahr 1887 den luftgefüllten Reifen erfunden hat. Vielen Dank dafür, John Boyd! Aber ich wäre auch gut ohne deine Erfindung ausgekommen!

Übrigens: Ich habe in meinem ganzen Leben genau einmal tatsächlich einen Nagel in einem Reifen gefunden. Bei einem Motorrad. Ausgerechnet in Bamberg! Auf nichts ist heutzutage mehr Verlass. Ich habe einen Zettel dagelassen.

Klimawandel

Lange Zeit meines Lebens war die Sache mit den Autoreifen plus ein paar vereinzelten, kleineren Zwängen (ein wenig magisches Denken hier, ein bisschen übervorsichtig sein dort) eigentlich das Einzige, was mich plagte. Das übertriebene Waschen war schließlich schon lange überstanden. Doch irgendwann wurden die Zwänge mehr und mehr und immer schlimmer. Wie kam es dazu?

Ein Leben voller Zwänge kommt in vielen Fällen nicht plötzlich und unerwartet wie ein Erdbeben. Zumindest bei mir nicht und bei vielen anderen Betroffenen ebenfalls nicht. Wenn ich es mit einer Katastrophe vergleichen müsste, dann nicht mit einem Erdbeben, sondern eher mit dem Klimawandel. Ein paar Menschen würden nun sagen: Ach, klasse: Zwänge gibt es also gar nicht. Aber mal im Ernst, der Vergleich mit dem Klimawandel passt schon: Zwänge entwickeln sich häufig langsam, aber kontinuierlich. Wenn man nichts dagegen unternimmt, wird es immer schlimmer. Und es gibt jede Menge Warnzeichen, die darauf hindeuten, dass etwas in die falsche Richtung läuft. Das ganz persönliche Psycho-Klima ändert sich. Langsam, aber stetig.

Ich wusste eigentlich schon lange, bevor es richtig schlimm wurde, dass etwas nicht stimmt. Aber es ist ziemlich schwer, sich damit auseinanderzusetzen, dass man psychisch krank sein könnte. Wobei: In meinem Fall war es vielleicht auch gar nicht unbedingt schwer, sondern es ist vielmehr etwas, das ich gerne verschoben habe. So wie man Vorhaben wie Rauchen aufhören, den Keller aufräumen oder endlich wieder Sport machen unter dem Label »Kümmere ich mich bald mal drum« mühelos mehrere Jahre vor sich herschieben kann.

Sicher haben viele Menschen vor allem ein Problem damit, sich einzugestehen, dass sie unter einer psychischen Krankheit leiden. Das war bei mir eher nicht der Fall. Als ich noch sehr jung war, ein Teenager, sah die Sache noch anders aus. Ich hatte zu dieser Zeit zum ersten Mal in meinem Leben Depressionen. Damals dachte ich: Niemand meiner Schulfreunde kann sich ausmalen, wie schlecht es mir geht. Ich bin der einzige Mensch mit Problemen. Alle anderen leben einfach unbeschwert. Deren einzige Sorgen sind die Chemie-Klausur am Freitag, dass sie den Mopedführerschein erst mit sechzehn machen können und ob Julia aus der Parallelklasse auf sie steht.

Aber irgendwann lernte ich: Fast jeder hat ein dunkles Geheimnis. Eine Sache, die ihn stark belastet. Der Vater, der früh starb. Die Mutter, die zu viel trinkt. Magersucht. Selbstzweifel. Angststörungen. Der Onkel, der einen als Kind merkwürdig berührte. Je mehr und je intensiver ich mich im Laufe der Zeit mit anderen Menschen unterhielt, desto mehr lernte ich, dass ich keineswegs die einzige Person auf der Welt war, der es nicht so gut ging. Schön ist es, auf der Welt zu sein! Ja. Aber von »einfach« war nie die Rede. Sonst wären melancholische Popgruppen wie »The Smiths« ja auch nie so erfolgreich geworden.

»The boy with a thorn in his side« heißt einer ihrer Songs. Ich hatte diesen Dorn eher im Kopf. Aber irgendwie ging es auch damit ganz gut durchs Leben. Ich hätte kein Problem damit gehabt, mir einzugestehen, dass nicht alles okay war, weil ich mittlerweile wusste, dass bei viele anderen Menschen auch nicht alles okay ist. Aber es war mir zu lästig. Ich habe es immer und immer wieder verschoben. Ich fürchte, ich habe damals mehr Zeit damit verbracht, auf Amazon nach tollen Produkten für mein Leben zu stöbern als damit, mich ernsthaft damit zu beschäftigen, was genau bei mir eigentlich schiefläuft. Wann macht man das auch schon mal? Sich ernsthaft mit sich selbst beschäftigen? Achtsamkeit war damals noch kein Thema. Ab und an mal eine Pause machen war mir Achtsamkeit genug.

Irgendwie ging es trotz der Warnzeichen auch immer weiter. Es gelang mir, ein eigentlich ganz gutes Leben zu führen. Zu studieren, das Studium abzuschließen, nach Berlin zu ziehen, einen Job zu finden, eine Wohnung zu haben, Zehntausende Follower auf Twitter zu sammeln, Freunde und zahlreiche Bekannte kennenzulernen, mein erstes Buch zu veröffentlichen und sogar ab und an einen Kuss abzustauben. Klappte alles ganz gut. Fiel mir auch alles immer sehr leicht. Aber während all dieser schönen Zeiten wartete im Hintergrund etwas darauf, auszubrechen. Stärker zu werden. Und irgendwann gab ich ihm die Chance dazu, weil ich einen großen Fehler machte.

Wobei »Fehler« es nicht ganz trifft. Es war eigentlich eine goldrichtige Entscheidung, nur hatte sie einen großen Nachteil. Wie so oft war eine große Stärke eine große Schwäche – und umgekehrt. Aber der Reihe nach.

Anfang 2013 machte ich mich selbständig. Ein Jobwechsel war so sehr missglückt, dass ich nur drei Tage bei dem neuen Unternehmen blieb und dann sofort kündigte. Muss man sich auch erst mal trauen. Denn ich hatte keine Geldreserven und auch keine Ahnung, wie das mit der Selbständigkeit genau funktionierte – aber ich probierte es einfach. Es war anfangs zwar sehr holprig, aber irgendwann funktionierte es richtig gut. So nach ungefähr zwei Jahren stellte sich die Entscheidung, frei zu arbeiten, als die absolut richtige heraus.

Allerdings gehörte zu meiner Freiheit als Selbständiger auch, dass ich sehr oft alleine war. Ich war plötzlich ein Einzelkämpfer. Es gab keinen festen Ablauf mehr, es gab keine richtigen Strukturen mehr. Es gab keine Kollegen mehr, es gab keine Mittagspause mehr, keinen Betriebsausflug, kein Feierabendbierchen. Ich war komplett auf mich selbst gestellt. Zwar versuchte ich, mit Plätzen in Gemeinschaftsbüros oder Co-Working-Modellen die Einsamkeit ein wenig abzumildern – aber das funktionierte auch nicht immer. Manchmal konnte ich mich nicht aufraffen und blieb zu Hause. Manchmal ging ich in ein Büro, aber niemand der anderen war da. »Allein, allein …«

Dafür hatte ich jede Menge Zeit mit mir selbst. Ab und an war »Danke, ich brauche keinen Kassenbon und sammle auch keine Punkte« beim Einkaufen am Abend der erste Satz, den ich an diesem Tag mit anderen Menschen wechselte. Dicht gefolgt von »Ja, ein großes Bier, wie immer«. Ich habe zu dieser Zeit mal auf Facebook gepostet: »Wenn ich abends noch rasch zum Edeka gehe, ziehe ich mir gerne ein Sakko über, damit die Frauen aus der Nachbarschaft denken, ich hätte einen richtigen Job.« Ein Scherz mit einem wahren Kern.

Derart alleine zu leben ist für Spleens und Zwänge ungefähr das, was für Bakterien diese runden Petrischalen mit der Nährlösung im Labor sind: Da fühlen sie sich richtig wohl, da können sie gedeihen und sich unter Idealbedingungen vermehren. Es gibt Studien, die nahelegen, dass Alleinlebende 1,5- bis 2,5-mal häufiger die verbreitetsten psychischen Erkrankungen zeigen als andere Menschen. Darunter: Depressionen, Angst- und eben auch Zwangsstörungen. In Großbritannien wurde Anfang 2018 der Kampf gegen Einsamkeit sogar als offizielle Aufgabe an das Ministerium für Sport und Ziviles übergeben. Man sprach von Einsamkeit als einer »Epidemie im Verborgenen«. Da haben die Briten in den letzten Jahren durchaus schon schlechtere Ideen gehabt. Zum Beispiel ihr zwanghafter Wunsch nach Abspaltung von der Europäischen Union[8].

Meinen persönlichen Zwängen erging es durch die Einsamkeit wie dem Patriotismus in Europa neuerdings: Sie wurden langsam immer stärker. Ich begann, öfter zu meiner Wohnung zurückzugehen, um zu kontrollieren, ob ich die letzte Zigarette wirklich im Aschenbecher ausgedrückt hatte und ob der Herd und der Wasserkocher, den es damals noch gab, auch wirklich ausgeschaltet waren – etwas, das ich vorher nur ganz selten gemacht habe. Ich bemerkte, dass ich öfter als früher in die Falle des magischen Denkens tappte und immer mehr Gedanken nach dem Muster »Wenn ich

---

8 Kleine Vertiefung für Fortgeschrittene: Listen and repeat! Englands Politik als Zwangsstörung. Obsession: Übersteigerte Angst vor Benachteiligung. Compulsion: Brexit.

das mache, dann passiert das …« auftraten. Ich begann, nicht nur in Autoreifen oder meiner Wohnung eine Gefahr zu sehen, sondern in allem Möglichen. Öfter und öfter malte ich mir aus, was alles Schlimmes passieren könnte und wie ich es verhindern könnte. Irgendwann ist man dann eben so weit, dass man sich um die Menschen sorgt, die auf dem weggeworfenen Obst auf der Straße ausrutschen (und sich natürlich sofort das Genick brechen), und nicht anders kann, als die halb vergammelte Tomate aufzuheben.

So vergingen zwei, vielleicht auch drei Jahre. Also dann doch ein kleines bisschen schneller als der Klimawandel. Ich steckte in einem Dilemma: Ich merkte, dass mir die Selbständigkeit psychisch nicht guttat, wollte aber nicht zurück in eine Festanstellung, weil ich mit dem, was ich machte, immer erfolgreicher wurde. Es war alles ein wenig ungünstig verkettet: Weil ich erfolgreich als Selbständiger war, arbeitete ich oft alleine, was meine Zwänge ebenso erfolgreich machte.

Ich, der niemals um einen Scherz verlegene Autor, Werbetexter und Social-Media-Berater, weigerte mich, mich selbst mal gründlich beraten zu lassen. Bis es dann irgendwann zu viel wurde. Ich würde jetzt gerne eine dramatische Geschichte erzählen, aber die gab es nicht. Ich lag nicht in zerfetzten Klamotten ohne einen Pfennig Geld in der Gosse und begriff endlich, dass es so nicht weitergehen konnte. Das kam – wenn auch auf eine andere Art – später. Ich merkte es einfach so. Das Fass lief nicht über, aber ich stellte fest, dass es jahrzehntelang reingetropft hatte, und wenn ich so weitermachte, sehr bald überlaufen würde.

Ich fasste den Entschluss, mir einen Therapeuten zu suchen, der sich der Sache annehmen sollte. Das war gar nicht so einfach, weil alle psychologischen Praxen überlaufen waren. »Ihnen geht es schlecht? Wie wäre es mit einem Termin in eineinhalb Jahren, und wir reden mal über alles?« Na ja, immerhin bestärkten mich die vollen Praxen in meiner Erfahrung, dass nicht nur ich Probleme habe, sondern sehr viele Menschen.

Doch nach ein paar Wochen Suche fand ich schließlich eine Therapeutin mit einem freien Termin. Ich ging hin, erzählte eine Dreiviertelstunde aus meinem Leben und entdeckte, dass ich dort völlig falsch war.

Die Therapeutin, die ich aufsuchte, verfolgte den Weg der analytischen Psychotherapie. Ganz einfach gesagt geht es dabei darum, zu schauen, warum etwas schiefgelaufen ist. Also um nicht bewältigte Entwicklungsschritte, innere Konflikte oder traumatische Erlebnisse. Sie wissen schon, ein wenig verallgemeinernd gesagt: das mit der Couch.

Gut, dachte ich, ich bin krank, aber ich bin auch pragmatisch. Ich brauche etwas anderes. Das ist mir viel zu theoretisch. Ich kann nicht beurteilen, ob es nicht doch irgendwie hilfreich gewesen wäre – aber für mich war es zu diesem Zeitpunkt einfach nichts. Ich wusste so ungefähr, welche traumatischen Erlebnisse ich in meinem Leben erlebt hatte. Ich bezweifle auch gar nicht, dass sie Mitschuld an meiner Erkrankung haben könnten, nur wollte ich damals lieber Lösungsvorschläge und keine Erklärung, warum es das Problem gab. Ich musste erst mal das stetige Tropfen stoppen, bevor ich mich damit beschäftigen konnte, warum das Fass überhaupt so voll geworden war. Außerdem gab es noch nicht einmal eine Couch bei ihr, sondern nur einen Sessel.

Also alles noch mal von vorne. Es ist traurig, sich vorzustellen, wie hart diese relativ aufwendige Therapeutensuche für Menschen ist, die richtig am Boden sind und eigentlich gar nicht mehr können. Doch ich hatte etwas Glück: Nach zahlreichen E-Mails und ein paar Telefonaten fand ich einen Therapeuten, der eine Verhaltenstherapie anbot. Aus meinen Internetrecherchen wusste ich mittlerweile: Kernkompetenz der Verhaltenstherapie ist – Überraschung! –, das Verhalten zu ändern. Das schien mir wesentlich geeigneter für meine Probleme als ellenlange Ursachenforschung. Ich vereinbarte einen Termin und besuchte zum ersten Mal den Therapeuten, der mich bis heute begleitet. Wir sind nun fast fünf Jahre zusammen – langsam wird es was Ernstes. Aber bitte suchen Sie nicht in der Post nach einer Einladung zu unserem Jubiläum: Wir feiern im kleinen Kreis.

In sehr kleinem Kreis sogar. In meinem Soziologiestudium habe ich mal gelernt: Die kleinstmögliche soziale Gruppe ist die Dyade. Die einfachste Form einer sozialen Beziehung. Sie besteht aus nur zwei Menschen. Weniger ist Einsamkeit, mehr ist unübersichtlich. Harald & Maude. Pünktchen & Anton. Dick & Doof. Susi & Strolch. Tom & Jerry. H & M. Mein Therapeut & ich.

Da saßen wir zwei dann also auf einmal. In einem Zimmer im ersten Stock eines unauffälligen Altbaus in Berlin-Treptow – ganz in der Nähe des traurigsten Einkaufszentrums von ganz Berlin. Allerdings gibt es im Treptow-Center einen kleinen Griechen mit einer ordentlichen Gyros-Pita, einen Saturn und einen Tchibo-Resteposten-Laden. Mit dem Besuch bei allen drei hintereinander belohne ich mich bis heute gerne für eine erfolgreich bestandene Therapiesitzung. Manchmal – ich bin halt auch ein Lebemann – hänge ich sogar noch einen Besuch bei Rossmann hintendran.

Aber zurück zum Behandlungsraum meines Therapeuten. Es wäre gelogen, wenn ich behaupten würde, mein Therapeut hätte die schönste Praxis der Welt. Im Gegenteil: Wenn es ein Wort für diese Praxis gibt, dann ist es »zweckmäßig«. Ein Schreibtisch, zwei Sessel, ein kleines Beistelltischchen und eine Pflanze, der es bedeutend schlechter geht als manchen Patienten dort. Schon wieder: keine Couch!

Dafür steht im Raum aber noch ein kleiner Fernseher, bei dem ich mich immer frage, wofür er ihn braucht. Unterbricht er vielleicht ab und an Patientengespräche und sagt müde: »Ich habe heute keinen Bock mehr auf Ihre Probleme. Das ist ja nicht zum Aushalten. Haben Sie Lust, Titanic mit mir zu schauen? Da geht auf jeden Fall weniger schief als bei Ihnen.«

In New York City, so stelle ich mir das zumindest vor, bekommt man bei seinem Edel-Therapeuten im 15. Stock des Empire State Buildings von einer Assistenz einen doppelten Vanilla-Frappuccino ohne Koffein gereicht, bevor man sich in einem Raum, der aus der Serie »Mad Men« stammen könnte, auf eine helle Designer-Ledercouch setzt. Bei meinem Therapeuten gibt es leider nichts davon. Aber ich darf mir immerhin bei jedem Besuch selbst ein Glas stilles Wasser einschenken.

Außer der Wassermarke, die ab und an wechselt – manchmal gibt es sogar das gute Gerolsteiner –, hat sich in diesem Raum in meinen fünf Jahren dort absolut nichts verändert. Das Dynamischste, was dort neben den Gesprächen passiert, ist, dass ich jedes Quartal die Krankenkarte durchziehe, damit alle anderen DAK-Mitglieder dafür zahlen müssen, dass ich Probleme mit Autoreifen habe. Auch eine Möglichkeit, sich die horrenden Beiträge als Selbständiger wieder zurückzuholen.

Ansonsten aber passiert nicht viel. Vereinzelt treffe ich im Flur andere Menschen, die einen Termin vor oder nach mir haben. Immer eine Situation, die beiden Patienten sehr unangenehm ist. Man weiß, was der andere dort macht und der andere weiß, was man dort macht, und außerdem weiß der andere, dass man weiß, was er dort macht. Und so weiter. Mir lag schon oft ein fröhliches »Na, auch verrückt?« auf der Zunge, um die Stimmung ein bisschen aufzulockern – aber ich habe es mir bisher immer verkniffen.

Um mich etwas aufzulockern, erzählte mir mein Therapeut in der ersten Sitzung, dass er große Angst vor Hunden hat. Beziehungsweise hatte, denn er konfrontiere sich mit seinem Problem und zwinge sich dazu, nicht sofort Reißaus zu nehmen, wenn er auf einen trifft. Stattdessen versuche er, die Nähe von Hunden auszuhalten und sie einfach zuzulassen, um zu beobachten, wie die Angst davor langsam schwindet. Ich fand das damals sehr sympathisch. Der Mann, der mir bei meinen Sorgen helfen soll, hat selbst Sorgen. Erst so wird man doch zu einem echten Experten. Außerdem antizipierte seine Hunde-Therapie genau das, was wir in den vielen, vielen darauf folgenden Sitzungen mit meinen Zwängen versuchen wollten.

Das Ziel war: nicht mehr panisch werden, sondern aushalten. Also der Zwangshandlung nicht nachgehen, sondern versuchen, sie zu unterlassen. Den Zwangsgedanken aushalten und nicht versuchen, ihn irgendwie zu neutralisieren. Das ist das große Geheimnis. Ein wenig paradox: Es ist eigentlich ganz einfach – aber es ist nicht ganz einfach. Ungefähr so, wie mit dem Rauchen aufhören gleichzeitig leicht und sehr schwer ist. Sie müssen eigentlich nichts weiter tun, außer nicht mehr zu Rauchen. Wer von Ihnen allerdings schon einmal mit dem Rauchen aufgehört hat, weiß, wie schwer das sein kann. Es geht vor allem darum, dem Drang, doch noch eine zu rauchen, nicht nachzugehen.

So ist es auch bei Zwängen. Der Drang, »doch noch einmal…«, kann sehr, sehr, *sehr* stark sein. Ein guter Therapeut rät Ihnen deshalb nicht nur, mit den Zwängen einfach aufzuhören, sondern erarbeitet mit Ihnen auch, was Ihnen dabei helfen könnte.

Also erstellten wir Listen für mich, die mir halfen, mein Verhalten besser zu ordnen. Wir skizzierten meine Zwänge und meine Reaktionen darauf wie bei einem wichtigen Meeting auf einem Whiteboard. Und wir erarbeiteten Verhaltensregeln, die mir Orientierung geben sollten. Eine dieser Regeln, die sich auf meinen Kontrollzwang, immer das Schlimmste zu befürchten, bezog, war folgende: »Herr Wittkamp, wenn Sie eine Situation bemerken, die so gefährlich ist, dass man die Feuerwehr oder die Polizei rufen sollte, dürfen Sie gerne den Notruf wählen. Ansonsten schreiten Sie nicht ein! Es wird sich schon von selbst regeln. Ganz ohne Sie.«

Das bedeutet zum Beispiel, dass ich meiner Obsession, »gefährliche« Dinge von der Straße aufzuheben, eigentlich nicht mehr nachgehen durfte, denn ich würde ja wohl in einem solchen Fall kaum die Polizei rufen und melden: »Guten Tag, Wittkamp hier. Mal wieder. Schicken Sie alle verfügbaren Einsatzkräfte sofort zum Kottbusser Tor! Die Lage ist ernst. Hier liegt ein sehr großer Stein auf dem Radweg! Die Gegend muss evakuiert werden. Am besten informieren Sie auch direkt das SEK und den Polizeipräsidenten.«

Natürlich habe ich Regeln wie diese oft gebrochen – manchmal schon direkt, nachdem ich aus der Praxis kam und auf dem Weg zur verdienten Gyros-Pita war, weil mir wieder irgendwas ins Auge sprang. Trotzdem gaben mir die Regeln auch sehr oft Sicherheit und halfen mir dabei, meine Zwänge besser einzuordnen und ihre Absurdität zu erkennen. Doch trotz all dieser Listen, Whiteboard-Analysen und all der anderen Instruktionen, die zweifelsohne sehr hilfreich sind, läuft meine komplette Therapie aber eigentlich immer auf einen einzigen Satz hinaus. Die berühmten drei Worte für Zwangskranke:

Mach! Es! Nicht!

Es ist so einfach – und so schwer.

Was ich nach bald fünf Jahren mit meinem Therapeuten sagen kann, ist vor allem eines: Wir machten immer dann wichtige Fortschritte, wenn ich wirklich bereit war, dieses »Mach es nicht!« knallhart umzusetzen, und gleichzeitig darauf achtete, dass ich im Job und im Privatleben einigermaßen zufrieden und nicht überfordert war.

Was für mich eine der wichtigsten Hilfen der Therapie war: Zum ersten Mal konnte ich mit jemandem so richtig über mein Problem reden. Damals gab es nahezu keinen Menschen in meinem Umfeld, der davon wusste. Erst recht nicht, welche Ausmaße das Problem bereits angenommen hatte. Nun war es immerhin eine Person, die Bescheid wusste. Und dabei blieb es vorerst auch. Ich hielt meine Zwänge und die Therapie geheim.

Einmal habe ich zu Beginn der Sitzung mit meinem Therapeuten einen kleinen Witz gemacht. Nun ist es so, dass ich neben meinen Zwängen auch unter der Krankheit leide, jeden Scherz – egal ob gut oder schlecht – gerne weiterzuerzählen. Gehört vielleicht zum Beruf des Komikers. Twitter ist daher ideal für mich. Einfach raus damit. Egal ob flacher Wortwitz oder treffende Politsatire. Mein Dilemma war nun: Ich konnte den Scherz in meiner Therapiestunde nicht weitererzählen.

Denn nahezu jeder Gag braucht ein Set-up und eine Pointe. Pointe kennen Sie, aber was ist ein Set-up, fragen Sie sich jetzt vielleicht. Ich komme ja vom Fach. Ich kann Ihnen das kurz erklären. So viel Zeit muss sein. Ein Set-up ist eine Einordnung. Worum geht es. Eine Vorgeschichte. Wo spielt der Scherz? Wer sind die handelnden Personen? Was ist das Thema?

Wenn ich die Pointe »Schattiges Plätzchen« verwenden will, muss ich idealerweise vorher gefragt haben, wie man einen Keks nennt, der unter einem Baum liegt. Und wenn ich sage »Hielt sich in Grenzen«, sollte ich vorher erwähnen, dass es darum geht, wie die Stimmung in der DDR so war. Ohne diese Einordnung wird es schwer. »Schattiges Plätzchen« ist für sich alleine noch kein Witz.

Mein Problem war also, dass ich das Set-up »In meiner Therapiesitzung…« nicht erzählen konnte, ohne verraten zu müssen, dass ich eben in psychologischer Behandlung bin. Das hat mich sehr geärgert. Ich verschweige – wie gesagt – sehr ungerne eine lustige Anekdote. Aber da ich hier in diesem Buch endlich über meine Therapie rede, kann ich nun endlich auch die Situation von damals schildern. Vielleicht habe ich das Buch auch nur deshalb geschrieben.

Also: Es war ein sehr kalter Wintertag in Berlin mit viel Glatteis. Wir saßen in dem kleinen Altbauzimmer, ich hatte mir vermutlich schon ein Glas köstliches stilles Wasser eingegossen, es gab immer noch keinen doppelten Vanilla-Frappuccino, da plauderten wir kurz über das miese Wetter. Mein Therapeut fragte, ob ich mit dem Rad gekommen war. Ich bejahte das, woraufhin er so etwas sagte, wie:

»Oh, das wäre mir viel zu gefährlich. Da hätte ich zu große Angst.« Daraufhin habe ich ihn sehr ernst, aber auch verständnisvoll angeschaut und mit warmer, den Therapeuten imitierender Stimme geantwortet: »An dieser Angst müssen wir beide heute mal ein bisschen arbeiten.«

Ich bin sehr froh, dass ich diese Anekdote endlich bei Ihnen loswerden konnte. Danke!

Obwohl die Stimmung in der Praxis also ganz gut war, wurden meine Zwänge erst mal schlimmer. Das Loch im Boden, meine Probleme mit Gehwegen, das extreme Ausweiten des magischen Denkens … all das entwickelte sich erst in dieser Zeit, als ich mir eigentlich schon professionelle Hilfe gesucht hatte. Ich denke, das hat vor allem einen Grund: Obwohl sich mein Therapeut redlich bemühte, konnte er nicht beeinflussen, dass ich immer noch sehr alleine und einsam war. Dass meine Selbständigkeit mir immer noch viel zu viel Raum für kleine Macken und große Zwänge ließ. Wenn ich Betroffenen einen subjektiven Rat geben darf, lautet er: Isolieren Sie sich nicht! Sorgen Sie für Ablenkung. Sorgen Sie für Beschäftigung. Sorgen Sie für Gesellschaft. So weit Ihnen das möglich ist. Machen Sie nicht den gleichen Fehler wie ich.

Ich hingegen machte diesen Fehler noch eine ganze Weile, und irgendwann stürzte alles in sich zusammen. Etwa Mitte 2015 arbeitete ich sehr viel für die Berliner Verkehrsbetriebe. Wir waren damals noch ein Team aus nur zwei Freelancern und hatten Schichten an allen sieben Tagen der Woche verkauft, die wir unter uns beiden aufteilen mussten – also auch am Wochenende. Natürlich alleine, von zu Hause. Gleichzeitig hatten wir eine Website gestartet, die ein bisschen wie »SMS von gestern Nacht« funktionierte, nur mit Missgeschicken, die Menschen passierten. Diese Seite pflegte ich auch von zu Hause aus. Außerdem musste ich dringend ein neues Buchmanuskript beim Verlag abgeben, das lange noch nicht fertig war. Es sollte zudem ein humorvolles Buch werden, was mich unter den Druck setzte, dass ich nicht einfach irgendwas schreiben konnte, denn ganz unwitzig durfte es laut Definition nicht sein. Auch eine eher einsame Arbeit. Privat ging dann auch noch meine damalige Beziehung zu Ende. Wenig später starb mein Opa. Nicht gerade die besten Voraussetzungen für jemanden, der »stabil« vor allem als Jugendwort kennt. Habe ich schon erwähnt, dass ich zu dieser Zeit auch (mal wieder) mit dem Rauchen aufgehört hatte?

Mir wurde alles zu viel. Statt langsamer Klimawandel plötzliches Erdbeben. Ich bekam Panikattacken, die einen großen Zusammenbruch ankündigten. Ich war gefangen in Grübelzwängen und dachte viel über den Tod nach und was danach kommt. Gleichzeitig war ich sehr angespannt und fand kleinste Probleme nahezu unlösbar. Es war eine Mischung aus Einsamkeit, Überarbeitung, Überforderung, Zwängen, Panik und Depression.

Noch wusste ich es nicht, aber ich würde wenig später dort landen, wo eigentlich niemand hinwill. Es gibt viele abwertende Namen für diesen Ort: Klapsmühle, Irrenhaus oder einfach Anstalt. Die offizielle Bezeichnung lautet aber »psychiatrische Klinik«. Früher, als ich noch auf dem Dorf wohnte, war die nächste psychiatrische Klinik in Andernach gelegen. Diese Klinik strahlte wie viele ihresgleichen einen großen Schrecken aus. Es reichte schon, einfach den Ortsnamen zu sagen, und jeder wusste, was gemeint war. »Der muss dringend nach Andernach.« Andernach war zu einem Synonym für seine Klinik geworden. So wie bei »Washington liegt im Streit mit dem Kreml«, wenn der Nachrichtensprecher eigentlich Vertreter der US-amerikanischen und der russischen Regierung meint. Der Fachbegriff dafür lautet übrigens »partikularisierende Synekdoche«, wirft mein Lektor gerade ein. Der Angeber!

Ich jedenfalls ging nicht nach Andernach und besuchte auch keine Berliner Klinik. Weil mein Zwang mich damals nach Bamberg geschickt hatte, war es auf eine verquere Art nur folgerichtig, genau dorthin zurückzukehren.

Es gab jedoch ein Problem: Es waren vermutlich Monate nötig, um wieder gesund zu werden – aber ich hatte nur noch Geld für circa vier Wochen.

Von nun an ging's bergab

Mein Weg in die Psychiatrie begann Ende Mai 2015. An einem sehr sonnigen, eigentlich wunderschönen Freitag in Berlin. Ich war unterwegs zu einem Abendessen mit den Kollegen und fuhr mit dem M29er-Bus Richtung Friedrichshain. Ich war den gesamten Tag über sehr angeschlagen und depressiv. Ich wusste nicht mehr weiter. Die Panikattacken der letzten Wochen waren nicht verschwunden, stattdessen hatten sie sich mit einer alles ausfüllenden Traurigkeit und Verzweiflung gepaart. Ich hatte das Gefühl, ich kann nie wieder so fröhlich werden, wie ich einst gewesen war.

Im Bus schaute ich leicht apathisch auf die anderen Passagiere, die mit mir durch die Abendsonne fuhren, und erlebte etwas, das ich vor allem aus meiner Teenager-Zeit kannte: den Neid auf all die Menschen, die so normal und ganz ohne Probleme wirkten. Die gut gelaunt zu ihrem Partner nach Hause fuhren. Die unbeschwert auf dem Weg in den Park waren, um sich mit Freunden zu treffen. Die sich am Späti auf ein Bier gesellten und danach sorglos in die Nacht hinauszogen. Ich hingegen war weder gut gelaunt, unbeschwert oder gar sorglos. Ganz im Gegenteil. Ich wusste zwar eigentlich, dass mit großer Sicherheit einige der Menschen in genau diesem Bus auch große Probleme hatten, aber mir ging es so schlecht, dass mir alle anderen Mitfahrer automatisch unbeschwert vorkamen. Aus einem Gefängnisfenster betrachtet sieht jede Landschaft wunderschön aus.

Natürlich ein Trugschluss. Normalität ist das, was wir nach außen leben. Nichts anmerken lassen. Für jeden Einzelnen von uns wirkt es häufig so, als wären alle anderen psychisch vollkommen gesund. Aber das stimmt nicht. Das ist falsch. Sehr, sehr vielen Menschen geht es richtig schlecht, auch denen, die nach außen erfolgreich aussehen. Der durchtrainierte Unternehmensberater, die eloquente Immobilienmaklerin, der charmante Bäcker, die freundliche Busfahrerin, die fröhliche Instagram-Influencerin, der kämpferische Nationalspieler und eben auch der lustige Gagschreiber. Alle von ihnen können große Probleme haben, die sie vor anderen verstecken.

Doch solange wir so tun, als wären wir alle normal, ist es wahnsinnig schwer für die Leute, denen es schlecht geht, sich nicht als Fremdkörper zu fühlen. Mein Vorschlag: Wir gehen ab sofort einfach davon aus, dass jeder Mensch einen Hau weghat, und freuen uns, wenn es ausnahmsweise mal nicht so ist.

Ich erreichte das kleine Lokal auf der Karl-Marx-Allee in Friedrichshain. Es hieß »Briefmarken & Weine«. Fokus auf Letzterem. Es war bereits kurz vor acht Uhr, aber immer noch so warm, dass wir noch eine Weile draußen sitzen konnten. Wir wollten den Erfolg der BVG-Kampagne feiern. Nach einem anfänglichen Shitstorm hatten wir die Stimmung gedreht und waren gerade dabei, das Image der BVG komplett zu wandeln. Die Berliner begannen, ihren öffentlichen Nahverkehr zu mögen. Wunder gibt es immer wieder. Und ein bisschen waren wir an diesem Wunder schuld. Darauf wollten wir anstoßen. Eigentlich war alles perfekt: eine Runde aus Kollegen, die auch Freunde waren, kostenlose Getränke, feines Essen, Freitagabend, das Wochenende vor uns, die Sonne im Nacken und eine Werbe-Kampagne in petto, über die damals die ganze Stadt sprach.

Doch trotz dieser guten Vorzeichen saß ich abwesend und traurig auf dem breiten Boulevard der Karl-Marx-Allee. Frei nach dem Namensgeber der Straße war mein Motto: »Negative Gedanken aller Gehirnecken, vereinigt euch!«

Immerhin wirkte der Wein irgendwann ein bisschen. Alkohol ist halt leider auch ein relativ brauchbares Antidepressivum. Meine Laune besserte sich zwar nicht wirklich, aber es reichte, um irgendwie den Abend zu überstehen.

Doch schon im Taxi nach Hause ließ die Wirkung nach, und ich wusste, dass mir eine schwere Nacht bevorstand. Ich schlief fast gar nicht, was für mich sehr ungewöhnlich ist, denn ich hatte eigentlich noch nie in meinem Leben Probleme mit dem Schlafen gehabt. Ich war der Typ, der auf der Party neben der Lautsprecherbox ein Nickerchen machen konnte. In meinen Zwanzigern konnte ich jeden Kater einfach bis 15 Uhr am Nachmittag wegschlafen. Ich schlief immer eher zu viel als zu wenig. Doch diese Nacht war anders. Ich wachte immer wieder auf. Blieb lange wach liegen, schlummerte nur kurz ein, um dann wieder mit offenen Augen an die Decke zu starren. Wenn nicht mal das Schlafen mehr funktioniert, merkt man erst einmal, welch großer Luxus ein guter Schlaf ist. Es ist wie mit der Gesundheit, die man erst dann wirklich schätzt, wenn man krank ist.

Ich stand irgendwann auf, vielleicht gegen sieben, weil ich merkte, dass es vergebens war, weiter im Bett zu liegen. Außerdem hoffte ich, dass mir der Tag vielleicht etwas Ablenkung bringt. An diesem Samstag war ich dafür zuständig, online für die BVG zu kommunizieren. Also vor allem auf Twitter und Facebook humorvolle Antworten schreiben. Na, vielen Dank auch. Witze und ich waren an diesem Tag eigentlich so unvereinbar wie die BVG und Pünktlichkeit. Zum Glück ist Humor auch meist ein gutes Stück Handwerk und Fleiß. Man kann mit ein wenig Übung auch dann witzig sein, wenn man eigentlich sehr traurig ist. Ich tippte also unter dem Werbe-Slogan #weilwirdichlieben halbwegs lustige Sätze ins Internet. Ich persönlich hätte mir an diesem Morgen hingegen ein wenig #weilichmichliebe gewünscht.

Aber das war an diesem Tag nicht drin. Ich arbeitete lustlos weiter vor mich hin und merkte, dass ich ebenso niedergeschlagen wie am Vortag war. Der Job sorgte nicht für Ablenkung, er war eher eine zusätzliche Bürde. Müsste ich es in einem »lustigen« Tweet sagen, lautete er vielleicht: »Ich war so fertig, wie es der BER nie sein wird.«

Ich musste dringend mit jemandem reden. Aber mit wem? Wer ist die verständnisvollste Person, die ich kenne, die trotzdem nicht zu rührselig ist und mir klipp und klar sagen kann, was ich nun tun soll? Nur eine kam in Frage. Ich wählte die Nummer meiner jüngeren Schwester. Wir telefonierten an diesem Tag mehrmals lange Zeit miteinander. Meine kleine Schwester lauschte aufmerksam meinen großen Problemen. Irgendwann beschlossen wir, dass sie mich ein paar Tage bei sich in der Nähe von Bamberg aufnimmt. Zwei, drei vielleicht. Bis es ein bisschen besser ist. Ich würde meine Wohnung in Berlin für insgesamt sechs Wochen nicht sehen. Aber das ahnte ich damals noch nicht. Ich warf hastig ein paar Klamotten in eine Reisetasche und legte meinen Laptop hinzu. Ich musste schließlich auch noch dieses Humor-Buch zu Ende schreiben.

Ich setzte mich in ein Taxi und fuhr zum Bahnhof. Das Wetter war wie am Vortag bestens. Das Taxi passierte auf dem Weg das Hallesche Tor – ich bemerkte, dass gerade heute der »Karneval der Kulturen« stattfand. Durch die Scheiben des Taxis sah ich schon wieder eine Menge Menschen, die allesamt sorgloser waren als ich. Oder zumindest so wirkten.

Ich kam im Zug Richtung Bamberg an und hatte mir im Bahnhofsgebäude noch ein paar Beck's und einige Chicken McNuggets besorgt. Beck's gegen die Sorgen und die Nuggets, damit ich zumindest irgendetwas aß. Ich hatte den gesamten Tag über nahezu nichts zu mir genommen und kippte fast um. Hunger hatte ich zwar immer noch keinen, aber ich wusste aus vereinzelten depressiven Phasen, dass Chicken McNuggets eine ganz passable Möglichkeit sind, sich zu ernähren, wenn man keinen Appetit hat. Fett, Eiweiß, Salz, handliche Portionen. Ich liebe es. Na ja... zumindest verzehrte ich es.

Ausgerechnet in dieser trübseligen Mischung aus zweifelhafter Ernährung und äußerst zweifelhafter Stimmung entdeckte ich bei der Sitzplatzsuche im ICE eine entfernte Bekannte. Ich murmelte etwas wie »Hallo. Es tut mir leid. Aber ich kann gerade nicht so gut reden«

und ließ sie verwundert stehen. Monate später entschuldigte ich mich bei ihr dafür. Stattdessen öffnete ich das erste Bier und schaute mir ein paar Folgen »House of Cards« auf dem Laptop an, um bloß nicht zu viel über mich selbst nachdenken zu müssen.

Frank Underwood, der Protagonist der Serie, war, wie später sein Darsteller Kevin Spacey, auf dem Weg nach oben, um dann aber tief zu fallen. Bei mir sollte es in den folgenden Wochen genau umgekehrt sein. Erst mal ganz nach unten und dann langsam wieder hoch.

Ich erreichte Bamberg nach einigen Stunden Fahrzeit. Der Mann meiner Schwester holte mich von dem kleinen Bahnhof ab, den ich in meiner Studienzeit so oft gesehen hatte. Angekommen auf dem großen Sofa meiner Schwester, das unglaublich gemütlich und sicher wirkte, kuschelte ich mich in eine Decke, trank noch ein großes fränkisches Bier und schlief sofort ein.

Doch in der Nacht kam die Schlaflosigkeit zurück. Ich erinnere mich an eine Straßenlampe, die ich vom Sofa aus gut sehen konnte. Stundenlang starrte ich auf das warme Licht, grübelte immer wieder und war einfach traurig. Von Winston Churchill heißt es, dass er seine Depression als »schwarzen Hund« beschrieb. Genau dieser Hund lag neben mir und starrte gemeinsam mit mir auf die Lampe. Er, vielleicht wäre Winston ein guter

Name für ihn, wurde in den nächsten Tagen mein treuester Begleiter.

Um ihn abzuschütteln, versuchte ich es am folgenden Nachmittag mit Joggen. Ich hasse Joggen. Ich bin schlecht darin und wiege zu viel, so dass mir das Laufen schwerfällt. Was natürlich eigentlich zwei ganz gute Gründe sind, Joggen zu gehen. Ich aber verfolgte nur einen Zweck: Ich wusste aus eigener Erfahrung, dass Laufen gegen schwere Gedanken helfen kann. Also lieh ich mir die Laufschuhe meines Schwagers und rannte los. Die Angst vor der Depression verlieh mir Kraft. Normalerweise schaffe ich keine zwanzig Minuten, nun lief ich eine ganze Stunde durch die fränkische Provinz. Ich wusste, dass es eine Weile braucht, bis die Glückshormone beim Laufen freigesetzt werden. Bei mir meist so nach fünfundzwanzig bis dreißig Minuten. Und tatsächlich – es funktionierte.

Am späten Nachmittag – es war erneut ein sehr sonniger Tag – fühlte ich mich schon deutlich besser. Die Krise war scheinbar überwunden. Abends schauten wir gemeinsam im Fernsehen sehr triviale Quiz-Shows. Doch ich hatte Freude an jeder noch so langweiligen Sendung. Denn ich fühlte mich nicht mehr schlecht und war glücklich darüber, einfach so fernschauen zu können. Wie all die anderen ganz normalen Menschen auch. Ich war anscheinend wieder ein Teil von ihnen.

Doch nachts kehrte Winston zurück. Eine treue Seele. Leider. Wieder schauten wir stundenlang auf die Lampe. Wieder schlief ich kaum. Wieder kam alles zurück. Die nächsten Tage verliefen alle in diesem elenden Rhythmus: müde aufstehen, joggen, kurze Besserung, Rückkehr der Depressionen und Grübelzwänge. Es wurde immer schlimmer. Manchmal wollte ich gar nicht mehr vom Sofa herunter. Zum einen, weil ich keinen Sinn im Aufstehen sah, aber auch weil mich die extreme Müdigkeit als Folge der nächtlichen Schlaflosigkeit aller Kräfte beraubte.

Ich war mit meiner Lage überfordert und ratlos – aber auch meine Schwester war überfordert und ratlos. Sie hatte das ganz normale Familienleben mit Kind zu managen und zusätzlich noch einen nahezu unfähigen Bruder samt schwarzem Hund auf dem Sofa zu pflegen. Ich telefonierte ein, zwei Mal mit meinem Therapeuten, aber auch das half nicht viel.

Irgendwann wurde es abends so schlimm, dass wir einen Arzt riefen. Er kam in das Haus meiner Schwester, unterhielt sich kurz mit mir und gab mir dann eine Pille, von der ich erst mal die Hälfte nehmen sollte. Ich hatte bis dahin überhaupt keine Erfahrung mit Psychopharmaka. Das Härteste, was ich vorher genommen hatte, waren zwei Ibuprofen 400 auf einmal – Betäubung kannte ich nur vom Zahnarzt. Und so etwas wie Tavor hielt ich damals vermutlich für eine Figur aus *Herr der Ringe*.

Ich nahm jedoch die halbe Pille dankend ein, setzte mich aufs Sofa und merkte, wie sich meine Stimmung deutlich besserte. Was war das denn für ein Wunderzeug? Später erfuhr ich: Es handelte sich um Valium. Gutes Produkt. Fünf Sterne, gerne wieder. Mit dem Schwinden der Angst kam der Hunger zurück. Ich hatte in den letzten Tagen unfassbare 5 Kilo abgenommen, was vor allem der Kombination aus regelmäßigem Joggen und Appetitlosigkeit zu verdanken war. Das wär doch mal was für das Cover einer dieser Frauenzeitschriften: »5 Kilo in 5 Tagen mit der Winston-Diät«.

Es war ein glücklicher Zufall, dass meine Schwester an diesem Abend einen großen Topf Chili con Carne gekocht hatte, der noch auf dem Herd stand. Beim Abendessen hatte ich nahezu nichts gegessen, nun nahm ich mir drei große Portionen hintereinander. Im Gegensatz zu der Hunde-Diät kann ich Valium als Abnehmhilfe ausdrücklich nicht empfehlen. In solchen Momenten der Besserung keimte in mir immer die Hoffnung auf, dass mein Tief nun endlich vorbei sein könnte. Wie nach dem ersten Joggen, als wir die Quizsendungen schauten.

Doch auch das Valium half nur kurzfristig. Die Nächte verbrachte ich größtenteils trotzdem mit dem Vierbeiner und der Straßenlampe. Immerhin hatte mir der Arzt ein paar weitere Valium-Tabletten gegeben, die ich fortan wie einen Schatz hütete. Sorgsam darauf achtend, nicht zu viel von dem kostbaren Glücksbringer zu verschwenden, teilte ich sie mir in Halbe-Tablette-Portionen ein und nahm sie über den Tag verteilt. Aber sobald die Wirkung nachließ, kam die Angst zurück.

Eigentlich ein Wunder, dass ich in dieser Zeit immer noch ein wenig gearbeitet habe. Für die BVG und an meinem Buch. Aber irgendwie ging auch das. Einfach mein Handwerk abspulen. Große Geniestreiche habe ich in dieser Zeit vermutlich nicht produziert.

Ab und an holte ich auch zur Zerstreuung meinen Neffen vom Kindergarten ab, oder meine Schwester nahm mich mit auf Familienaktivitäten. Besonders gut erinnere ich mich an einen Ausflug zum Pokal. Zu welchem Pokal? Zu DEM WM-Pokal, den *Die Mannschaft* ein Jahr vorher in Brasilien gewonnen hatte, obwohl ein paar Mitarbeiter des Kölner Gasnotrufs sie im Viertelfinale gegen Frankreich nicht anfeuern konnten. Der DFB zeigte die ästhetisch durchaus streitbare Auszeichnung auf einer großen Tour bei ausgewählten Fußballklubs. Ein fränkischer Verein in der Nähe hatte sich erfolgreich für dieses Spektakel beworben, und so stand dort auf dem Feld ein riesiger Truck des Fußballbunds, in welchem der goldene Pokal ausgestellt wurde, noch besser bewacht als mein kostbarer Rest Valium-Tabletten. Doch um zu dem güldenen Schatz zu gelangen und circa zwanzig Sekunden die Trophäe zu bestaunen, musste man sich in einer sehr langen Schlange einreihen. Ich bin ohnehin nicht übermäßig fußballinteressiert, aber depressiv eineinhalb Stunden dafür anzustehen, ein schnelles Selfie mit einer eher mittelhübschen Sportauszeichnung zu machen gehört jetzt nicht gerade zu den Sternstunden meines Lebens.

Aber wie sagt man beim Fußball: Das Runde muss ins Eckige. Und in etwas Eckiges wollte ich auch. Nur sollte mein Eckiges kein Tor, sondern eine psychiatrische Anstalt sein. Denn mittlerweile hatte ich eingesehen, dass es so nicht weitergehen würde. Ich konnte wohl kaum den Rest meines Lebens auf der Couch meiner kleinen Schwester verbringen.

Schließlich war ich schon eineinhalb Wochen dort stationiert. Von wegen zwei, drei Tage … Ich wollte mir professionell helfen lassen, ich wollte in eine Klinik.

Nun wiederholte sich jedoch ein Problem, das ich von der Therapeutensuche kannte:

Es ist gar nicht so einfach, einen Platz in einer psychiatrischen Klinik zu bekommen. Die sind zum größten Teil alle besetzt. Mal wieder ein Indiz dafür, dass es vielleicht nicht nur mir schlecht geht. Auch hier wieder traurig: der Gedanke, dass Menschen, die sehr dringend große Hilfe brauchen, diese oft nicht bekommen.

Der einfachste Weg, in eine Klinik zu kommen, ist, sich so verrückt zu verhalten, dass man eingewiesen wird. Das kam mir als Option nicht sonderlich attraktiv vor. Den Fehler hatte Jack Nicholson schließlich schon in *Einer flog übers Kuckucksnest* gemacht.

Außerdem wollte ich nicht in eine geschlossen Abteilung, sondern in eine offene Abteilung für Menschen, die freiwillig dort sind, was den großen Vorteil mit sich bringt, dass sie jederzeit auch wieder gehen dürfen.

Wieder einmal hatte ich Glück: Die Vermieterin meiner Schwester arbeitete in der Bamberger Klinik und konnte ein gutes Wort für mich einlegen. Auch ganz schön verrückt, wenn man sich darüber freut, dass jemand einem einen Platz in einer psychiatrischen Klinik besorgen kann. Aber das tat ich tatsächlich. Andere warten auf die Zusage für die schöne Altbauwohnung, die Kita oder den tollen Job bei Google, ich wollte einfach nur einen Platz in einer Anstalt, damit es endlich besser wird. Auch ein Facebook-Status, den man sich eher verkneift: »Hey Leute, megaaa Freude bei mir: Habe endlich den Platz in der Klapse bekommen.« 150 Freunden gefällt das. 8 »Haha«-Smileys.

Aber ich freute mich tatsächlich. So sehr ich mich damals freuen konnte. Also ein bisschen. So stand ich schließlich an einem Freitagmorgen vor der »Nervenklink St. Getreu« in Bamberg. Weniger als einen Kilometer entfernt von der Straße, in der ich als junger Student noch relativ sorgenfrei gelebt habe. In einem der ersten Gespräche sagte mir eine junge Ärztin, mein aktueller Zustand würde nahelegen, dass ich am besten zwei, drei Monate dortbleiben sollte.

Das aber wollte ich auf keinen Fall. Oder vielmehr: Ich konnte es nicht. Ich hatte damals keine Geldreserven zurückgelegt, und da ich selbständig war, gab es auch keine Lohnfortzahlung im Krankheitsfall, wie es bei Angestellten der Fall gewesen wäre. Würde ich länger als fünf oder sechs Wochen bleiben, wäre ich absolut pleite und hätte nicht mehr gewusst, wie ich meine Miete und ironischerweise auch meine hohen Krankenkassenbeiträge zahlen sollte. Ich schilderte diese Sorgen der Ärztin, und wir einigten uns nach einigem Widerspruch von ihr darauf, es mit fünf Wochen zu versuchen.

»Werde schnell wieder gesund«, sagt man oft einfach so dahin – für mich war das große Motto meines Psychiatrieaufenthalts mit Betonung auf »schnell«. Eigentlich ein kleiner Widerspruch: sich rasch erholen. Aber irgendwie musste es funktionieren. Ich wollte schließlich meine Wohnung behalten.

In dem Film *Pulp Fiction* gibt es gegen Ende eine Szene, in der folgender Satz fällt: »Ich bin Mr. Wolf. Sie sind dreißig Minuten entfernt, ich bin in zehn Minuten da!« Ungefähr so stellte ich mir das hier auch vor. Das Erstaunliche war: Es sollte funktionieren.

Zehn Dinge,
die ich in der Psychiatrie erlebt habe –
Nummer sieben wird Sie überraschen!

Ich stehe an dieser Stelle vor einem kleinen Problem, lieber Leser. Ich könnte mit den Erfahrungen in der Psychiatrie ein halbes Buch füllen, andere Autoren haben gar ganze Bücher daraus gemacht. Allerdings sind meiner Erlebnisse nur ein kleiner Ausschnitt meiner Krankheit. Ein sehr wichtiger zwar, weil mich die Mischung aus Zwängen, Depression und Grübeln damals an einen absoluten Tiefpunkt gebracht hat – aber es gleichzeitig eben doch nur eine Episode war. Glücklicherweise.

Ich will Sie daher nicht mit einem Tagebuch aus der Nervenklinik langweilen, aber gleichzeitig doch von ein paar Erlebnissen erzählen. Daher habe ich mir mit meinem Lektor einen Kompromiss überlegt: Ich berichte von genau zehn Dingen, die mir besonders im Gedächtnis geblieben sind. Einverstanden? Sehr gut!

Eins: Endlich ein Fernseher mitten vorm Gesicht.
Mir wurde zu Beginn meines Aufenthalts ein Zimmer für zwei Personen zugeteilt. Alles relativ einfach gehal-

ten, aber sauber und mit viel Licht. Außerdem gab es direkt über dem Bett einen Fernseher, den man sich mit diesem komischen Roboterarm direkt vor das Gesicht ziehen konnte. Das fand ich cool. Ich war in meinem Leben noch nie länger in einem Krankenhaus gewesen und wollte schon immer mal auf diese maximal komfortable Art »Wer wird Millionär« schauen. Das war abends übrigens bitter nötig, denn es gab kein WLAN, und das einzige Buch, das ich dabeihatte, war »Er ist wieder da« von Timur Vermes. Ab und an brauchte ich eine Pause von Hitler. Da kam der Schwenkfernseher gerade recht. Bloß nicht zu den Geschichtsdokus auf n-tv schalten, wo einen der Diktator wieder erwartete.

Neben dieser coolen Multimediaeinheit gab es aber auch einen Mitbewohner. Er war zu anderen Patienten recht grummelig, zu mir aber immer sehr nett. Außerdem nahm er jeden Abend so viele Medikamente, dass er immer sehr schnell und fest einschlief und ich ungestört Fernsehen schauen konnte.

Zwei: Die fabelhafte Welt der Medikamente.
Überhaupt! Medikamente. Damit war man in der Psychiatrie nicht gerade zimperlich. Das hört sich natürlich erst mal ein wenig negativ nach »Menschen ruhigstellen« an. Das war aber nicht mein Eindruck. Viele Patienten hatten so große Probleme, dass eine Therapie ohne Medikamente schlicht nicht vorstellbar war. Sie

waren sehr dankbar dafür und kannten sich erstaunlich gut mit den einzelnen Mitteln aus. Manche nahmen sehr viele verschiedene auf einmal. Es gab sogar kleine Schulungen, in denen man lernen konnte, seine Medikamente in diese Plastikboxen mit Wochentagen darauf zu sortieren, um es nach der Zeit in der Psychiatrie eigenverantwortlich zu tun. Ab und an googelte ich die Namen der Medikamente und staunte, was da so verabreicht wurde. Wenn man es mal mit Autos vergleichen möchte: eher Luxusschlitten mit viel PS als der kleine City-Flitzer mit Elektroantrieb.

Drei: Medikamente können sinnvoll sein.
Trotz der relativ inflationären Verwendung von Medikamenten war ich sehr vorsichtig, was meine eigene Behandlung mit Psychopharmaka anging. Ich fragte stets nach, um welches Mittel es sich handelt und was es mir bringt. Das hatte vor allem zwei Gründe: Ich hatte trotz der ganz guten Erfahrungen mit Valium und meinen Beobachtungen in der Psychiatrie immer noch eine gewisse Grundskepsis, was Medikamente anging. Außerdem hatte ich ja nicht so viel Zeit, um gesund zu werden. Ich vermied es daher, zu viele Medikamente zu nehmen, weil ich beobachten wollte, ob es mir vielleicht schon ganz von selbst ein bisschen besser geht. Psychopharmaka hätten diese kritische Selbstanalyse durch ihre dichte Wolke aus künstlicher Verbesserung behindert. Oder anders gesagt: Ich wollte, dass es

mir ganz natürlich besser geht und nicht nur durch ein Medikament.

Im Nachhinein muss ich sagen, das war ein bisschen falsch gedacht von mir. Zwar war es tatsächlich ernüchternd, wenn eine Tablette langsam ihre Wirkung verlor und man merkte, dass es einem immer noch schlecht ging. Was ich aber zunächst übersah: Zwar ließ die Wirkung nach, aber man fiel nicht mehr ganz nach unten. Man fiel – wenn man sich seine Psyche wie eine Treppe vorstellt – nicht mehr ganz auf den Boden, sondern auf die erste Stufe. Später auf die zweite Stufe, danach die dritte und so weiter. Es ging sehr langsam, aber sicher bergauf.

Ich nahm in dieser Zeit vor allem drei Medikamente. Ein Mittel gegen Depressionen, das aber ein paar Wochen brauchte, bis es anfing zu wirken. Tavor, ein sehr faszinierendes Beruhigungsmittel bei Angst- und Panikstörungen, das sehr schnell abhängig machen und dann bei Entzug ziemlich unangenehme Folgen haben kann. Zudem ein starkes Mittel gegen meine Schlaflosigkeit, das allerdings nicht besonders gut wirkte. Ich blieb nachts immer noch eine gute Zeit lang wach liegen. Außerdem machte mir das Schlafmittel nach einer Google-Recherche dazu ein wenig Angst: Patienten berichteten von sehr unangenehmen Langzeitfolgen. Heute, vier Jahre später, nehme ich überhaupt keine Medikamente mehr regelmäßig ein. Es fühlt sich aber immer gut und beruhigend an, eine Tavor für den Notfall in der Nähe zu haben. Ebenso gut fühlte es sich aber auch an, als ich neulich feststellte, dass meine übriggebliebenen Tavor-Tabletten schon vor einiger Zeit ihr Mindesthaltbarkeitsdatum überschritten haben. Tavor stammt übrigens vom selben Hersteller wie Viagra. Das bedeutet, die haben gleich zwei Medikamente im Repertoire, die dabei helfen können, jemanden wieder hochzubekommen.

(Entschuldigung! Den konnte ich nicht liegen lassen.)

Vier: Es gibt immer Menschen, denen es schlechter geht als dir.
Es gab eine junge Mutter von zwei Kindern, die so depressiv war, dass sie die meiste Zeit in solchen Kliniken verbringen musste. Ihr Freund kümmerte sich sehr liebevoll um die beiden Mädchen. Traurig anzuschauen waren die Momente, in denen sich die vier nach einem Besuch wieder trennen mussten. »Mama muss erst noch gesund werden.«

Es gab Depressive, deren letzte Hoffnung Elektroschocktherapien waren, weil die Medikamente nicht mehr anschlugen. Ich war zunächst schockiert, lernte aber, dass diese Form der Therapie in jüngster Zeit wieder häufiger praktiziert wurde. Bis zu der Entdeckung der ersten Antidepressiva in den Fünfzigern war sie trotz heftiger Nebenwirkungen eine gängige Methode, um Depressionen durch gezielte Krämpfe zu mildern. Heute wird sie in schweren Fällen wieder angewandt – allerdings deutlich schonender für die Patienten als früher. Trotzdem eine äußerst unangenehme Vorstellung. Doch für manche war es die einzig verbliebene Möglichkeit.

Es gab viele Kranke, die schon jahrelang in psychiatrischen Kliniken wohnten, weil ein Leben da draußen für sie kaum noch in Frage kam. Es gab viele Geschichten darüber, wie Beziehungen, Ehen, Arbeitsverhältnisse und Freundschaften an den jeweiligen Krankheiten zerbrachen.

Außerdem gab es in unmittelbarer Nähe noch eine geschlossene Station. Ab und an, vor allem nachts, hörte man von dort Schreie oder Wimmern. Das machte die Schlaflosigkeit nicht gerade besser.

Kurz gesagt: Es gab sehr viele Gelegenheiten, zu lernen, dass es andere noch härter getroffen hatte als mich. Dass sie schon mehr verloren hatten als nur ihre Wohnung, um die ich mich so sorgte.

Fünf: Es ist ein bisschen wie in der Jugendherberge. Wirklich sehr oft hatte ich das Gefühl, ich wäre auf einer Art Klassenfahrt. Na ja... eine Klassenfahrt für traurige Menschen – alle versetzungsgefährdet. Die simple Einrichtung der Zimmer, der Gemeinschaftsraum mit Brettspielen, die Raucherecke, der Tischtennisraum, das Brot mit Aufschnitt und der dünne Tee zum Abendessen. Alles erinnerte mich an die Jugendherbergen, die ich mit meinen Klassenkameraden besucht hatte. Das klingt vielleicht ein wenig negativ, aber ich mochte das sehr gerne. Es erinnerte mich an eine unbeschwerte Zeit.

Ich hatte mich früher immer sehr auf die Klassenfahrten gefreut – sogar als ich nach der Schule als Zivildienstleistender für Lehrgänge in Jugendherbergen untergebracht war, hatte ich daran große Freude. Mit einigermaßen gleichgesinnten Leuten an einem Ort zusammenzuwohnen, an dem man nach dem Essen noch nicht mal spülen musste. Das war doch super. Diesen Aspekt mochte ich auch an der Psychiatrie sehr gerne. Wir hatten alle ein ähnliches Problem und konnten in einer Umgebung zusammenleben, in der uns Sicherheit durch eine feste Struktur und regelmäßige Abläufe gegeben wurde. Überhaupt hatte ich zum ersten Mal seit Jahren wieder richtig Ordnung und fixe Abläufe in meinem Leben und zudem immer jemanden um mich herum, mit dem ich reden konnte. Diese Mischung aus Struktur und Gesellschaft war ziemlich hilfreich für meinen Genesungsprozess. Außerdem war Alkohol streng verboten – und auch wenn ich es ungern zugebe, es war vielleicht auch nicht schlecht für mich, mehr als dreißig Tage am Stück mal nichts zu trinken. Eine Premiere!

Sechs: Es kann aber auch sehr einsam sein.

Mein erster Tag dort war ein Freitag. Das Wochenende stand vor der Tür. Was ich da noch nicht wusste: Patienten, die sich schon länger in der Klinik aufhielten, durften nach Absprache mit den Ärzten das Wochenende zu Hause oder bei ihnen Nahestehenden verbringen. Das bedeutete, dass am Samstag morgens nach dem Frühstück viele Patienten mit einer kleinen Reisetasche die Station verließen. Plötzlich war es sehr leer. Fast schon gruselig leer. Ein paar Mitpatienten blieben zwar immer auch Samstag und Sonntag in der Klinik und es gab natürlich auch noch das Personal. Zudem besuchte mich auch meine Schwester. Dennoch war es ein sehr hartes erstes Wochenende für mich. Ich freute mich daher sehr, als ich merkte, dass am späten Sonntagnachmittag langsam wieder alle eintrudelten und sich die Jugendherberge wieder mit Leben füllte.

Sieben: Psychiatrie, die Kreuzfahrt des kleinen Mannes.

Ich war mal in der Psychiatrie, und ich war mal auf einer Kreuzfahrt. Also im Grunde wie David Foster Wallace. Ich muss sagen: Beides war gar nicht so unterschiedlich. Gut, das Buffet und die Cocktails waren auf dem Schiff ein bisschen glamouröser, und aus der Klinik in Bamberg hatte man einen eher schlechten Blick auf das Meer – doch es gab eine sehr wichtige Gemeinsamkeit: den Aktivitätenplan!

Auf der AIDA gibt es eine tägliche Bordzeitschrift, in der minutiös aufgelistet wird, an welchen Freizeitgestaltungen man teilnehmen kann. Volleyball, Yogakurse, eine Führung durch das Schiff und natürlich der bunte Bingoabend mit wertvollen Preisen! In der Psychiatrie war das im Grunde ganz ähnlich, nur ohne Bordzeitung und ohne bunten Bingoabend. Aber auch hier gab es eine Menge Aktivitäten, für die man sich eintragen konnte. Also *können* eigentlich ein bisschen im Sinne von *müssen*. Denn die Patienten waren angehalten, möglichst aktiv zu sein. Es gab eine Mindestanzahl von Aktivitäten – doch zum Glück wurde das nicht allzu streng kontrolliert. Zumindest bei mir nicht.

Ich probierte zwar viel aus, nahm an Achtsamkeit, Akupunktur, Nordic Walking und jeden Morgen gegen halb acht an dem kleinen Sportprogramm oder dem Gruppenspaziergang teil, aber ich merkte schnell, wo meine persönliche Grenze war: Egal wie schlecht es mir auch gehen mochte, ich war nicht bereit für Klangtherapie oder Kurse, in denen man sich künstlerisch betätigen sollte. Nach dem einmaligen Absolvieren des Achtsamkeitskurses nahm ich den dann auch noch in die Reihe der von mir ignorierten Aktivitäten auf. Das war einfach nichts für mich. Für Achtsamkeit bin ich zu unachtsam. Ich schwänzte daher insgesamt ein paar mehr Veranstaltungen, als eigentlich erlaubt, war aber trotzdem dankbar dafür, dass immer etwas angeboten wurde. Es waren sehr willkommene Gelegenheiten, die immer gleichen Gedanken zu durchbrechen. Einen wichtigen Unterschied zur AIDA gab es übrigens noch: In der Psychiatrie wurde glücklicherweise darauf verzichtet, dass die Crew abends ein Musical aufführt.

Acht: Meine Probleme lösen sich in der Psychiatrie nicht in Luft auf.

Ich habe einen Freund, der durch zu hohe Kredite in der Studienzeit zu einer Privatinsolvenz gezwungen wurde. Diese Zeit war sehr hart für ihn. Eine Wohnung zu mieten oder auch nur einen Handyvertrag abzuschließen stellte ihn vor große Herausforderungen. Die Schufa ist in Deutschland eine sehr mächtige Institution. Doch die Privatinsolvenz hat einen großen Vorteil. Nach einer vorher festgelegten Zahl von Jahren (sechs, manchmal auch weniger), in denen der Betroffene sehr zurückhaltend leben muss, ist alles vorbei. Das Leben und vor allem die Finanzen wieder auf null gestellt. Gehe zurück auf Los, würde man beim Monopoly sagen.

Auch wenn sich der Gang in eine Psychiatrie für mich wie eine seelische Privatinsolvenz angefühlt hat, war danach aber leider nicht alles wieder zurück auf null gestellt. Zumindest bei mir nicht. Die Zeit dort hat mir geholfen, den schlimmsten Punkt meines Lebens zu überwinden, aber meine Probleme sind geblieben. Vor allem die Zwänge. An denen musste ich gemeinsam mit meinem Therapeuten in Berlin weiterarbeiten.

Mein Aufenthalt war also keine Privatinsolvenz, sondern eher eine Art Notfallkredit. Und dass ich danach nicht über meine Verhältnisse lebte, lag ganz allein in meiner Hand.

Neun: Es gibt tolles Personal.
Die Station wurde fast ausschließlich von Frauen betreut, die alle einen sehr guten Job machten. Klar, es gab Unterschiede. Man mochte die eine Schwester vielleicht ein wenig mehr als die andere, doch alle waren stets sehr hilfsbereit und verständnisvoll, obwohl die Arbeit in einer psychiatrischen Klinik natürlich nicht ganz einfach ist. Es gibt viele Nachtschichten, viele unterschiedliche Bedürfnisse und vor allem immer Menschen um einen herum, denen es gerade nicht so gut geht. Dazu kommt die Koordination und Leitung der verschiedenen Aktivitäten, die größtenteils ebenfalls von den Schwestern übernommen wurden, und sicher noch so einige Dinge, die ich gar nicht mitbekommen habe. Dann noch die Organisation der Verpflegung, das gemeinsame Essen mit den Patienten, die Bereitschaft, immer ein offenes Ohr zu haben, und manchmal auch ein Notfall oder etwas ganz anderes, Ungeplantes. Wenn ich all diese Leistungen des Personals dort in einem Wort zusammenfassen müsste, wäre es vielleicht dieses: Danke!

Vor allem, weil ich schon öfter gelesen und gehört habe, dass es in manchen Kliniken ganz anders ist.

Zehn: Es ist nicht schlimm, in eine Psychiatrie zu gehen.

Ich könnte viel zu diesem Punkt schreiben, aber es ist eigentlich ganz einfach. Wenn man eine kleine Verletzung am Knie hat, kann man das zu Hause mit einem Pflaster behandeln. Wenn das ganze Bein gebrochen ist, muss man in ein Krankenhaus. So ist es eben auch mit der Psyche. Kleine Wunden lassen sich vielleicht alleine verarzten, aber wenn zu viel gebrochen ist, sollte man sich professionell helfen lassen.

Ich weiß, dass es nicht so ist, aber es sollte eigentlich keinen Unterschied geben, ob man mit einem kaputten Bein oder einer kaputten Seele in einem Klinikbett vor einem coolen Fernseher mit Roboterarm liegt. Mir hat mein Aufenthalt dort jedenfalls sehr geholfen.

Außerdem habe ich nun einen großen Vorteil: Bei »Wer wird Millionär« werden die Kandidaten seit einiger Zeit nicht mehr nur mit Namen und Wohnort vorgestellt, sondern es wird immer auch noch eine verrückte Eigenschaft, ein obskures Hobby oder ein denkwürdiges Ereignis genannt. So etwas wie »war mal deutsche Vizemeisterin im Rhönrad, will mit dem Gewinn ein Katzenhotel auf Mallorca eröffnen« oder »hat schon mal Donald Trump die (kleine) Hand geschüttelt«.

Ich brauche in Zukunft im Gegensatz zu anderen gar nicht lange überlegen, was meine verrückte Zusatzinfo sein könnte: *Peter Wittkamp, 38 Jahre, Autor aus Berlin, war schon mal in einer Irrenanstalt. Und zwar ohne Joker oder Puffer bei 16.000 Euro.*

***

Das waren sie: die zehn Dinge, die ich in der Psychiatrie gelernt habe. Es waren natürlich noch ein paar mehr als zehn. Zum Beispiel, wie Nordic Walking genau funktioniert, dass Nadeln im Ohr eine ziemlich angenehme Erfahrung sein können, oder wie einsam es sein kann, ein Champions-League-Finale alleine im Fernsehraum einer Psychiatrie zu schauen – aber ich hoffe, Sie haben einen kleinen Einblick bekommen.

Am Tag meiner Entlassung nach tatsächlich so ungefähr fünf Wochen holte mich meine Schwester an der Pforte ab, und wir fuhren erst einmal zu Burger King. Einmal das Menü, bitte. Die Burger in der Klinik waren wirklich enttäuschend, was vor allem daran lag, dass es keine gab. Mein Hunger war ein gutes Zeichen: Ich hatte wieder Appetit. Ich blieb noch ein paar Tage bei meiner Schwester, der ich für all das, was sie für mich getan hat, noch mehr danken muss als dem Personal in der Klinik. Dann setzte ich mich in den Zug zurück nach Berlin.

Ich war zwar psychisch noch sehr angeschlagen und hatte ein wackliges Gemüt – ein Monat mehr in der Klinik wäre sicher nicht schlecht gewesen –, aber es musste einfach irgendwie weitergehen. Im Zug gönnte ich mir eine Tavor. Eine von denen, die sich auf der Zunge auflösen und schnell wirken. Ich schaute ein paar Folgen *Game of Thrones*, um den Gedanken, wieder alleine in der Stadt zu sein, ein wenig zu zerstreuen. In der Serie hatten sie Angst vor dem kommenden Winter, ich hingegen hatte meine dunkelste und kälteste Zeit erst einmal überstanden.

Überstehen ist übrigens ein ganz gutes Stichwort. Denn im nächsten Kapitel verrate ich Ihnen, wie man Zwänge überwindet. Es ist sehr unkompliziert.

Was hilft gegen die Zwänge?

Das ist sehr einfach:

Machen Sie es nicht!

Einfach sein lassen

Ich gebe zu: Das letzte Kapitel ist vielleicht ein klein wenig zu kurz geraten. Dennoch ist der Kern der meisten Therapien gegen Zwänge genau dieser. *Mach. Es. Nicht.* Also das Gegenteil des NIKE-Slogans. *Just don't do it.* Verzichten Sie auf die Zwänge. Es ist so einfach und doch so schwer. Wie mit dem Rauchen aufzuhören, dem Abnehmen oder dem Sparen. Im Grunde müssen Sie für all diese Ziele nichts unternehmen, sondern nur verzichten. Auf Kippen, auf kalorienreiche Speisen oder auf zu hohe Ausgaben. Da gibt es durchaus aufwendigere Selbstoptimierungen. Wollen Sie beispielsweise sportlicher werden, müssen Sie ins Fitnessstudio gehen. Wollen Sie klüger werden, müssen Sie mehr lesen, Seminare besuchen oder mal Arte statt RTL auf Taste drei ihrer Fernbedienung legen. Wollen Sie modischer werden, müssen Sie sich informieren, was gerade angesagt ist, dann neue Klamotten kaufen und dann frustriert feststellen, dass die neuen Sachen nicht so gemütlich sind wie Jeans und Lieblingspulli. Alles äußert kompliziert und aufwendig. Doch bei Zwängen, Zigaretten, ungesundem Essen und unnötigen Ausgaben ist es einfacher: Verzichten. Nicht machen. Ignorieren.

So weit zumindest die Theorie. Jeder, der schon mal mit dem Rauchen aufgehört hat, ein paar Kilo abnehmen wollte oder auf etwas gespart hat, weiß, dass es dann doch nicht so einfach ist, zu verzichten. Dieses Problem zeigt sich leider auch bei den Zwängen. So gut ich darin bin, Ihnen zu erzählen, die Zwänge einfach sein zu lassen, so sehr scheitere ich selbst oft daran, auf meine Zwänge zu verzichten. Das geht fast nicht ohne professionelle Hilfe.

Erinnern Sie sich an den Witz, den ich vor einigen Seiten erzählt habe: der Mann, der regelmäßig klatscht und glaubt, dass er damit Elefanten vertreibt? Die Abwesenheit der Elefanten ist ihm Beweis, dass sein Klatschen den gewünschten Effekt hat. In der Therapie von Zwängen geht es vereinfacht gesagt darum, diesem Mann zu zeigen, dass auch ohne sein Klatschen keine Elefanten erscheinen werden. Mach. Es. Nicht. Diese Tiere gibt es in seiner Umgebung nicht. Es ist egal, was er anstellt, um sie zu vertreiben. Er kann applaudieren, er kann einen Purzelbaum ausführen oder er kann zehn Mal auf Holz klopfen und danach »Eene, Meene, Schüssel, ich will keine Rüssel! Hex, hex« rufen. Alles egal. Es ist unnötig. So oder so – es werden keine Elefanten erscheinen.

Nur leider ist der Mann so sehr an sein Klatschen gewohnt, dass er damit vermutlich nicht einfach aufhören kann. Tja, was könnte man da machen, frage ich Sie?

Richtig! Ein Vorschlag wäre, dass der Mann das Klatschen nicht schlagartig beendet, aber damit beginnt, ein bisschen weniger zu klatschen. Siehe da: kommen immer noch keine Elefanten. Also noch ein bisschen weniger. Immer noch keine Elefanten. Noch weniger. Keine Elefanten. Noch etwas weniger. Nichts. Sie merken, in welche Richtung diese Übung zielt. Der Mann soll sein Ritual immer seltener ausführen, irgendwann hoffentlich ganz darauf verzichten und merken, dass trotzdem keine Horde Elefanten erscheint wie bei Mogli im Dschungelbuch.

Nicht viel anders funktioniert die *kognitive Verhaltenstherapie mit Exposition*, die wohl aktuell bekannteste und wichtigste Behandlungsmethode für Zwangshandlungen. Exposition meint dabei, dass der Zwangskranke mit genau den Situationen konfrontiert wird, vor denen er Angst hat – daher spricht man auch von Konfrontationstherapie. In dem Fall des Witzes wären es Situationen, in denen der Mann normalerweise klatschen würde, um die Elefanten zu vertreiben. In diesen Situationen soll er seine Zwangshandlungen immer weiter ablegen, bis er schließlich weitgehend oder sogar komplett drauf verzichten kann.

Bei einem Menschen mit Waschzwang wäre die Exposition zum Beispiel, dass er etwas mit seinen Händen berühren muss, vor dem er sich fürchtet. Vielleicht, indem er im Müll kramt oder eine Toilette anfassen muss. Diese dann für ihn »kontaminierte« Hand darf er anschließend eine Zeit lang nicht waschen.

Der Grad der Exposition lässt sich wie bei der Spinnentherapie steigern. Vom Bild einer kleinen Spinne bis zur echten Vogelspinne auf der Hand. Analog dazu kann die Hand, die nicht gewaschen werden darf, verschieden »schlimme« Dinge berühren. Erst berührt der Kranke etwas, das er gerade noch so anfassen kann. Danach etwas, vor dem er sich ekelt, danach etwas, vor dem er sich sehr stark ekelt. Zudem könnte man die Zeitspanne, die er danach seine Hände nicht säubern darf, immer weiter in die Länge ausdehnen. Es gibt also in der kognitiven Verhaltenstherapie mit Exposition ein paar Stellschrauben, an denen man drehen kann.

Da dies aber Feingefühl erfordert und sich der Prozess der Therapie über Monate oder sogar Jahre ziehen kann, ist hier ein guter Therapeut gefragt, der die Exposition anleitet, begleitet und an die jeweilige Art des Zwanges anpasst. Ich würde jedem mit ernsthaften Zwängen dringend raten, diese Hilfe in Anspruch zu nehmen. Auch wenn das Ziel, es einfach sein zu lassen, so leicht klingt, kann der Zwangskranke jede Unterstützung gebrauchen. Schließlich muss er in der Exposition nicht weniger leisten, als das zu tun, wovor er die größte Angst hat. Das aber ist ein riesiger Schritt.

Zudem muss so eine Exposition auch nicht immer ohne Zwischenfälle ablaufen.

Nehmen wir an, der Mann mit den Elefanten besucht einen Therapeuten, und sie einigen sich auf eine solche Konfrontationstherapie. Der Therapeut begleitet ihn an einen Ort, an dem er normalerweise klatschen würde. Sagen wir eine Straßenkreuzung. Der Therapeut weiß natürlich, dass es hier keine Elefanten gibt, und verbietet dem Mann zu klatschen. Zunächst geht alles gut. Doch – welch schrecklicher Zufall – der Zirkus ist in der Stadt und hält eine Parade, um für seine Vorstellung zu werben. Angeführt wird der Tross, der um die Ecke kommt, von einem stolzen Indischen Elefanten. Der Therapeut und der Mann schauen erstaunt auf das Spektakel. »Sehen Sie«, sagt der Mann schließlich lakonisch zu seinem Therapeuten.

Dieses Beispiel mag zwar etwas konstruiert sein, trifft aber im Kern eine Sache, die ich immer wieder in meiner Therapie erlebt habe. Zufällige Ereignisse lassen den Zwangskranken denken, an seinen unsinnigen Handlungen könnte doch etwas dran sein. Wenn eine Frau die Zwangshandlung ausführt, ihrem Mann immer genau fünf Mal »gute Fahrt« zu wünschen, bevor er ins Auto steigt, weil er sonst verunglücken könnte, gibt es bei der Verhaltenstherapie ein kleines Problem: Der Mann könnte auch einfach rein zufällig an einem der Tage, an denen die Frau ihre Zwangshandlungen nicht ausführt, einen Unfall haben. Natürlich würde die Frau das sofort auf ihre unterlassenen Zwangshandlungen zurückführen und sich selbst die Schuld geben. Solche zufälligen Störungen der Therapie müssen nicht immer so drastisch ausfallen. Die Frau würde es vermutlich auch stark verunsichern, wenn der Mann zwar heil nach Hause kommt, aber ihr berichtet, *beinahe* einen Unfall gebaut zu haben.

Auch solche Rückschläge und Zufälle kann man sehr gut mit seinem Therapeuten besprechen. Er kann dabei unterstützen, diese auszuhalten. Daher würde ich auch davor warnen, schwere Zwänge ganz alleine zu bekämpfen, sondern immer professionelle Hilfe suchen. Es ist übrigens ebenso ratsam, diese professionelle Hilfe so früh wie möglich in Anspruch zu nehmen, wenn man betroffen ist oder denkt, dass man betroffen sein könnte. Viele Zwangskranke warten damit (wie ich) deutlich zu lange. In dieser Zeit haben die Zwänge Gelegenheit, sich immer mehr zu verfestigen und auszuweiten und in jede Nische des Lebens einzudringen. Doch Zwänge sind wie die Altersvorsorge oder die Ecke mit Schimmel im Bad: Je früher man sich darum kümmert, desto besser.

In einer Therapie wird sicher auch darüber gesprochen, welche weiteren Methoden es zur Behandlung gibt. Zum Beispiel auch Gruppentherapie oder Psychoanalyse. In manchen Fällen – je nachdem, wie stark die Störung ist – sind auch (zusätzlich) Medikamente sinnvoll, aber damit kenne ich mich nicht sonderlich gut aus. Gegen die Zwänge ganz konkret habe ich nie Medikamente genommen. Eher gegen die Folgen der Zwänge wie Angst oder Depression. Wobei bei Zwängen oft dieselben Medikamente eingesetzt werden wie gegen Depressionen: sogenannte Serotonin-Wiederaufnahmehemmer. Eingängiger Name, oder? Das eine der drei Medikamente in meiner Zeit in der Psychiatrie war ein solcher Serotonin-Wiederaufnahmehemmer.

Was sich für mich persönlich neben der Verhaltenstherapie noch als sehr sinnvoll herausgestellt hat, war das sogenannte *Habituationstraining*. Dabei lernt man, Zwangsgedanken zuzulassen und auszuhalten. Das widerspricht dem natürlichen Reflex des Zwangskranken: Denn eigentlich möchte er unerwünschte Gedanken möglichst schnell abschütteln oder neutralisieren (durch Handlungen oder andere Gedanken, also Compulsions, Sie erinnern sich). Der aufdringliche Gedanke soll so lange ausgehalten werden, bis er seinen Schrecken verliert. Wir sagen dem Mann mit den Elefanten also: Lass den Gedanken an Elefanten einfach mal zu. Erschrecke nicht vor deinen Ängsten und den Elefanten, die da kommen könnten. Freu dich einfach, dass es keine Tiger sind.

Das Habituationstraining ist deswegen eine sehr gute Ergänzung zur Verhaltenstherapie mit Exposition, da es direkt bei den aufdringlichen Gedanken greift, also den Zwang bei der Wurzel packt. Die Gemeinsamkeit der beiden Therapiemethoden ist, dass es darum geht, die Angst auszuhalten und nichts zur Kompensation zu unternehmen. Das mag der Zwang überhaupt nicht. Da trifft man ihn an seiner verwundbarsten Stelle.

Ich selbst habe auf Anraten meines Therapeuten ein Word-Dokument mit solchen aufdringlichen Gedanken erstellt. Vielleicht zwei Seiten. Das war mein Habituationstraining. Obwohl ich in diesem Buch viel preisgebe, werde ich Ihnen auf keinen Fall sagen, was auf dieser Liste steht. Auch ich habe meine Grenzen. Ich verrate nur so viel: Es hat geholfen.

Schon das Aufschreiben hat den aufdringlichen Gedanken einiges an Kraft genommen – und je öfter ich diese Liste durchlese, desto weniger Angst habe ich vor den Gedanken. Doch es gibt viele verschiedene Varianten des Habituationstrainings. Eine Liste ist nur eine davon. Manche sprechen ihre Gedanken auch aus, nehmen sie auf und hören sie sich immer wieder an. Auch hierbei hilft der Therapeut bei der Wahl der besten Methode. Er ist wie ein großer Supermarkt: einmal hin, alles drin.

Gut. »Einmal hin« ist vielleicht etwas untertrieben. Ich treffe meinen Therapeuten, wie bereits erwähnt, schon seit gut fünf Jahren (und habe immer noch nicht herausgefunden, welchem Zweck der kleine Fernseher im Behandlungszimmer dient, das macht mich noch ganz verrückt). Denn obwohl die Therapieansätze erwiesenermaßen wirkungsvoll sein können: Es ist halt nicht so einfach, es »einfach sein zu lassen«. Immer wieder gibt es Rückschläge. Zum Beispiel, wenn ich beruflich gestresst bin oder mein Privatleben aufreibend ist oder ich vielleicht auch manchmal ein klein wenig schummele bei den eigentlichen strengen Regeln der Exposition und der Habituation. Oder auch, wenn der Zufall sich einmischt und den Zirkus durch die Stadt schickt. All das wirkt sich eher negativ darauf aus, wie gut ich die Zwänge im Griff habe. Oder sie mich.

Wie kann so ein Schummeln bei der Therapie aussehen? Ein Beispiel: Sie haben eigentlich erfolgreich gelernt, dass Sie nicht klatschen müssen, um die Elefanten zu vertreiben. Doch Sie sind seelisch gerade so unausgeglichen, dass die alten Ängste zurückkehren. Zur Sicherheit und zur Beruhigung klatschen Sie dann doch noch mal. Ganz leise zwar und kurz. Aber doch, Sie klatschen. Diesen kleinen Applaus hört Ihr Zwang gerne und freut sich schon auf seine Comeback-Tour.

Neben solchen eher offensichtlichen Fallen hat sich bei mir ein weiteres Problem herausgestellt. Die vielen verschiedenen Zwänge machen es manchmal ein bisschen unübersichtlich. Man hat den einen ganz gut im Griff, muss aber auch den zweiten beobachten, während ein dritter gerade beginnt, wieder stärker zu werden. Vom vierten ganz zu schweigen. Und auch Nummer fünf lebt. Es fühlt sich daher oft so an, wie wenn man den sprichwörtlichen Sack Flöhe zu hüten hat.

Dadurch kann es passieren, dass ich bei einem dieser vielen verschiedenen Zwänge ein wenig nachlässig bin. Und was dann geschieht, möchte ich gerne in einem kleinen Bild beschreiben:

Stellen Sie sich vor, Sie haben fünf dreijährige Kleinkinder und einen offenen Eimer blaue Wandfarbe in einem Zimmer. Sie erlauben einem der Kinder ausnahmsweise, vorsichtig ein wenig mit der Farbe zu spielen, verbieten es aber den anderen vier. Dann verlassen Sie das Zimmer und kehren nach einer Stunde zurück.

Ungefähr so, wie der Raum dann aussieht, sieht es in mir aus, wenn ich bei einem Zwang nachlässig werde. Die anderen Zwänge bemerken meine Schwäche sofort und nutzen sie aus. Die Dinge geraten außer Kontrolle. Die Zwänge werden mehr und mehr.

Um das zu verhindern, bin ich im ständigen Training, die Zwänge möglichst klein zu halten. Aber wie läuft das genau ab? Wie sieht meine Exposition aus? Da viele meiner Zwänge sich über die Jahre sehr in meinen Alltag eingebaut haben, ist meine ganz persönliche Exposition im Grunde, möglichst zwangsfrei einen normalen Tag zu erleben.

Es ist nicht so, dass ich mit meinem Therapeuten auf Parkplätzen rumhänge und er mir verbietet, die Reifen auf Nägel zu kontrollieren. Wir gehen auch nicht gemeinsam durch Berliner Restaurants mit Gasherden in der Küche, und er verbietet mir, noch mal genau zu schnuppern. Erst recht spazieren wir nicht zu den größten Löchern in Radwegen, und er verbietet mir dabei, etwas zu unternehmen.

Denn all diese Dinge passieren ganz automatisch in meinem Alltag. Ich gehe an Autos vorbei und schau mir nicht deren Reifen an. Ich gehe in Restaurants und halte es inzwischen ganz gut aus, wenn es irgendwie komisch riecht. Ich komme an Löchern oder Gefahrenstellen vorbei und versuche, möglichst nichts zu unternehmen.

Ich versuche, ein ganz normales Leben zu führen und mich dabei nicht von den Zwängen einschränken zu lassen. Es ist wie bei meinem ersten Zwang: Ich will leben und am Alltag teilnehmen. Ich will mich nicht geschlagen geben – und das ist vielleicht der beste Therapieansatz, den es gibt.

Im Idealfall mache ich das Gegenteil von dem, was der Zwang vorschlägt. »Den Zwang ärgern« nennt das mein Therapeut. Zumindest aber gehe ich nicht auf seine Vorschläge ein. Ich lehne dankend ab. Ich verzichte. Ich mach es einfach nicht.

Das bedeutet für mich:

- Bananenschalen und rutschiges Obst auf der Straße liegen lassen.
- Nicht kontrollieren, ob es irgendwo brennt.
- Nicht nach Gas schnüffeln und die Mitarbeiter des Gasnotrufes in Ruhe Fussball schauen lassen.
- Nicht auf magisches Denken einlassen.
- Dinge ausführen, obwohl sie mein Kopf negativ mit völlig unabhängigen Ereignissen verknüpft.
- Keine Wetten mit mir selbst.
- Meinen Sohn nicht noch mal extra berühren, damit ihm nichts passiert.
- Die Haustür einmal und nicht wiederholt schließen.
- Nicht von bestimmten Zahlen oder Wörtern wie »Tod« irritieren lassen.
- Nicht überprüfen, ob jemand verletzt hinter einem Busch liegt.
- Nicht kontrollieren, ob Pflastersteine oder andere Gefahren auf dem Radweg liegen.
- Beim Spazieren nicht »noch mal schnell« zurückgehen, um etwas zu überprüfen.
- Keine wirren Nachrichten mehr, weder an Facebook-Freunde noch an den VfB Stuttgart.

- Meine Klamotten nur einmal anziehen.
- Den »trockenen« Waschzwang weiterhin klein halten.
- Keine Handlungen wiederholen, bis sie »richtig« sind.
- In unter fünf Minuten aus dem Haus gehen, den Herd nicht noch mal kontrollieren.
- Nicht die Wohnungen von Freunden und Bekannten oder Ferienappartements auf Gefahren überprüfen.
- Nicht die Reifen von Autos untersuchen und keine Zettel an Autobesitzer schreiben.
- Mich nie wieder als *Stern*-Reporter ausgeben.
- Und vor allem: keine Handwerker für die Reparatur öffentlicher Gehwege beauftragen!

Und noch so einiges mehr. In der Summe ist diese dauerhafte Exposition im Alltag natürlich wahnsinnig anstrengend. Es gibt außer Schlafen keine einzige Tätigkeit in meinem Leben, die meine Zwänge nicht für sich beanspruchen wollen. Und selbst da melden sie sich von Zeit zu Zeit, weil ich von ihnen träume. Aber wenn ich mich nur genug bemühe und dagegen ankämpfe, sind all diese Rangeleien in meinem neurotischen Kopf eine gute Übung, um die Zwänge im Griff zu halten. Eigentlich ziemlich ironisch: Ich sehe nicht sonderlich sportlich aus, bin aber trotzdem den gesamten Tag am Trainieren. Ist nämlich dann doch nicht ganz so leicht, es einfach sein zu lassen.

Zehn persönliche Tipps

Über die Jahre habe ich im Kampf gegen die Zwänge ab und an ein paar kleine Hilfsmittel entdeckt. Im Internet würde man sagen: »Geniale OCD Life Hacks«.

Ich dachte, es wäre hilfreich, sie hier mit Ihnen zu teilen. Falls Sie betroffen sind, können Sie vielleicht ein paar davon nutzen oder mit Ihrem Therapeuten besprechen. Falls Sie nicht betroffen sind, können Sie hier lesen, mit was man sich so im Detail herumschlagen muss, wenn man gegen seine Zwänge kämpft. Und dann, falls Sie jemanden kennen, der sich Ihnen mit seiner Krankheit öffnet, können Sie ihm oder ihr ein wenig unter die Arme greifen. Nicht jeder Tipp ist für jeden Zwang oder jede Person geeignet, aber möglicherweise finden Sie ein, zwei davon nützlich. Als eine Art Schirm, wenn es mal wieder Neurosen regnet.

1. Sprechen Sie laut aus, was der Zwang von Ihnen will.

Ich habe die Erfahrung gemacht, dass Aussprechen dabei hilft, zu erkennen, wie sinnlos, übertrieben oder verrückt der Zwang ist. Diese Sinnlosigkeit nimmt man als Zwangskranker mit der Zeit gar nicht mehr so wahr.

Der Zwang wird als etwas ganz Natürliches wahrgenommen. Ist eben so, kann man nicht ändern, wie das Wetter. Das laute Aussprechen kann da helfen. Ein Satz wie »Ich muss diesen Gegenstand jetzt unbedingt dringend fünf Mal berühren, bevor ich ihn benutzen kann« klingt laut ausgesprochen sehr viel merkwürdiger als wenn es nur ein Gedanke bleibt.

Ist das laute Aussprechen gerade nicht möglich oder vielleicht auch unangenehm, versuchen Sie es mit Aufschreiben oder Malen. Oder machen Sie eine Power-Point-Präsentation daraus. Alles, was die Gedanken aus dem Kopf holt, ist meiner Erfahrung nach hilfreich, um Ihnen den Schrecken zumindest ein kleines bisschen zu nehmen. Im Kopf führen diese Gedanken relativ ungestört ein Eigenleben. Genau das sollte man unterbinden. »Der Gedanke muss an die frische Luft«, würde Hape Kerkeling sagen.

2. Sprechen Sie den kompletten Zwang mit allen Befürchtungen aus.

Wenn Sie auf diese Art einen Zwang aussprechen, aufschreiben oder gar malen, beschränken Sie sich nicht nur auf den Impuls, sondern stellen Sie den gesamten Gedankengang mit allen Zusammenhängen dar. Das hilft mir oft zu erkennen, wie übertrieben das Ganze ist. Ein kleines Beispiel. Der Satz, »Der Zwang möchte, dass ich vorsichtshalber den Herd noch mal kontrolliere«, wirkt sehr viel merkwürdiger, wenn man ihn in voller Länge so ausspricht und ihn vielleicht sogar dabei schon etwas lächerlich macht:

»Der Zwang möchte, dass ich den Herd kontrolliere, weil ich Angst habe, dass eine Herdplatte noch an ist. Diese Herdplatte könnte dann erst die Küche, dann die Wohnung, dann das ganze Haus in Brand setzen. Was aber für diesen Brand eine ziemliche Herausforderung wird, weil ich nur zehn Minuten mit dem Hund vor die Tür gehe und ich mir außerdem ziemlich sicher bin, dass der Herd schon bei den letzten acht Mal, als ich sehr genau kontrolliert habe, ganz eindeutig ausgeschaltet war.«

3. Machen Sie ruhig auch mal Scherze über Ihren Zwang.

Nehmen Sie Ihre Krankheit ernst, aber machen Sie ab und an ein paar Witze über Ihre verrückten Gedanken oder Handlungen – und wenn auch nur im Stillen mit sich selbst.

Auch das kann helfen, den Zwängen ein bisschen die Kraft zu nehmen. Ich hoffe, ich habe in diesem Buch zeigen können, wie das funktioniert. Vergessen Sie nicht, was Karl Valentin gesagt hat: Jedes Ding hat drei Seiten. Eine positive, eine negative und eine komische.[9]

---

9 Karl Valentin hat übrigens auch mal gesagt: »Ich freue mich immer, wenn es regnet. Denn wenn ich mich nicht freue, regnet es trotzdem.« Eine wunderbare Einstellung!

Apropos! Es gibt einen guten Scherz über die Zwangsstörung. Er spielt zwar mit der falschen Annahme, dass alle Zwangskranken Ordnung lieben, aber ich mag ihn trotzdem:

»Ich habe CDO. Das ist wie OCD, nur dass die Buchstaben endlich in der richtigen Reihenfolge stehen.«

4. Erinnern Sie sich daran, wie oft nichts passiert ist.

Der Zwang ist eine Drama Queen. Er übertreibt gerne maßlos. Man möchte ihm fast ein Snickers zuwerfen und rufen, »Du bist nicht du, wenn du hungrig bist«. Er will alles schlimmer darstellen, als es in Wahrheit ist. Lassen Sie sich möglichst nicht auf diese Dramatisierung ein. Denken Sie besser daran, wie oft sich diese Befürchtungen schon als übertrieben herausgestellt haben.

Für mich hat sich das als ein probates Mittel herausgestellt, um vor allem die Kontrollzwänge in den Griff zu bekommen. Ich versuche dann, nicht zu denken, was in der aktuellen Situation Fürchterliches passieren kann, sondern erinnere mich daran, dass ich schon wahnsinnig oft in einer solchen Situation war und dass dabei nie etwas Schlimmes geschehen ist. Ich muss also beispielsweise nicht noch mal kontrollieren, ob es irgendwo brennen könnte, denn in der Vergangenheit stand nie, nie, niemals nie etwas tatsächlich in Flammen.

5. Zählen Sie mit.

Ich leide, wie Sie inzwischen wissen, an vielen verschiedenen Zwängen. Um da ein bisschen den Überblick über meine therapeutischen Fortschritte zu behalten, zähle ich diese seit einiger Zeit. Ich notiere dazu in einer Liste in meinem Handy, wie häufig ich den Zwängen an einem Tag »nachgegeben« habe. Wie oft ich also zu schwach war, mich gegen einen Impuls zu wehren.

Das hat zum einen den Vorteil, dass ich statistisch ganz gut beobachten kann, wie es um meine Psyche steht. Es gibt aber noch einen weiteren Vorteil, der mir erst bewusst wurde, als ich damit begonnen hatte, diese Werte zu erfassen. Ich möchte natürlich am liebsten jeden Tag eine Null in dieser Statistik sehen. Daher fällt es mir leichter als vorher, Zwängen nicht nachzugeben, weil ich sonst keine Null eintragen darf. Dem Zwang nachzugeben würde meine schwarze Null ruinieren. Es ist ein bisschen wie ein kleines Computerspiel. Ich bin der Spieler, die Zwänge sind meine Gegner, und das Ziel des täglichen Levels ist jeweils die Null. Experten nennen das »Gamification«. Der Schrittzähler auf dem Smartphone oder zahlreiche Nichtraucher-Apps mit ihren Statistiken funktionieren ganz ähnlich. Sie nutzen die Optik oder die Mechanik eines Spiels. Ab und an schaffe ich übrigens drei Tage in Folge, eine Null einzutragen. Das fühlt sich dann an, wie Super Mario Bros. durchgespielt zu haben, ohne ein einziges Mal zu schrumpfen.

6. Verschieben Sie den Zwang.

Ein kleiner, aber für mich sehr effektiver Trick – vor allem bei leichteren Zwängen. Wenn ich merke, dass ich gerne einem Zwang nachgehen würden, verschiebe ich ihn. Zum Beispiel um eine Stunde. Ich sage mir dann so etwas wie: Nun ist 10 Uhr, wenn du um 11 Uhr immer noch den Impuls hast, kannst du ja noch mal drüber nachdenken. Sehr oft ist der Impuls eine Stunde später dann deutlich schwächer. Manchmal habe ich auch vergessen, worum es überhaupt ging. War dann also doch nicht so dringend.

Es gibt diesen Trick auch noch in einer anderen Variante: Wenn mir in der Stadt etwas auffällt, das ich gerne kontrollieren würde, verschiebe ich nicht die Zeit, aber ich gehe einfach mal fünfzig oder hundert Meter weiter weg und sage mir, ich könne ja wieder zurückgehen, wenn ich nach den hundert Metern noch will. Auch das hilft häufig. Ich merke allein durch die Entfernung, dass mein Problem doch nicht so zwingend war.

7. Packen Sie den Zwang bei der Wurzel.

Konzentrieren Sie sich auch mal auf den aufdringlichen Gedanken statt nur auf die vermeintlichen Folgen. So greifen Sie den Zwang im Kern an.

Also statt: Wie könnte ich meine Hände seltener waschen?

Lieber so: Was ist eigentlich so schlimm daran, wenn da noch zwei, drei Bakterien auf meinen Händen wuseln? Brauchen ja nicht viel Platz, die kleinen Dinger. Ich werde es schon irgendwie überleben. Ich muss mir eigentlich gar nicht so große Angst machen. Wenn Sie das letzte Kapitel aufmerksam gelesen haben, wissen Sie, dass wir bei diesem Trick sehr nah bei der »Habituation« sind.

8. Bleiben Sie nicht allein.

Ich habe das schon mehrfach geschrieben, aber es hat nichts von seiner Wichtigkeit verloren, deshalb auch hier noch einmal: Igeln Sie sich nicht ein. Nichts mag der Zwang lieber, als ungestört alleine schalten und walten zu können. Andere Menschen können dabei helfen, zu erkennen, wie verrückt die eigenen Handlungen und Gedanken sind. Wenn das mit der Gesellschaft gerade schwierig ist, schauen Sie vielleicht einen kitschigen Liebesfilm und sagen sich: Gerade jetzt ist es nicht so gut bei mir, aber das hindert mich eigentlich nicht daran, langfristig ein genauso schönes Leben zu führen wie diese nette Buchhändlerin, die jeden Abend mit diesem charmanten Fremden E-Mails schreibt.

9. Reden Sie mit anderen Zwangskranken.

Als Teenager musste ich mal an einer kleinen Wanderung teilnehmen. Ich hatte natürlich keine große Lust darauf, weil: Teenager.

Doch zu Beginn dieser Wanderung lernte ich jemanden kennen, der sich wie ich sehr für Computer begeistern konnte. Das war damals mein großes Thema. Wir begannen, über 486er, RAM-Platinen und Double-Speed-CD-ROM-Laufwerke zu plaudern, und hörten die gesamte Wanderung nicht mehr auf. Von mir aus hätte man die Strecke spontan verdoppeln können: Ich war bestens unterhalten.

Ähnlich geht es mir, wenn ich mit jemandem rede, der ebenfalls unter einer Zwangsstörung leidet. Man hat eine Menge Gemeinsamkeiten und kommt vom Hölzchen aufs Stöckchen. Endlich mal jemand, der die eigenen Probleme richtig gut nachvollziehen und verstehen kann. Weil er ganz ähnliche hat. Wenn Sie also irgendwie die Gelegenheit dazu haben, kann ich das nur empfehlen. Im Internet finden Sie auch auf der Seite der »Deutschen Gesellschaft Zwangserkrankungen« (www.zwaenge.de) eine Übersicht für Selbsthilfegruppen. Nicht nur für Betroffene, sondern auch für Angehörige. Eine andere Möglichkeit ist es, sich direkt online in Foren oder Chats auszutauschen.

10. Es ist nur ein Kobold in Ihrem Kopf.

Das ist zum Abschluss vielleicht der wichtigste Tipp. Stellen Sie sich Ihren Zwang als »Kobold im Kopf« vor. Als eine Art Rumpelstilzchen, das oben herumwütet. Aber dieses Rumpelstilzchen ist nicht hinter dem Kind der Königin her – sondern hinter Ihren Gedanken und Taten.

Ich finde dieses Bild vor allem bei der Bekämpfung

von magischem Denken und aufdringlichen Gedanken sehr hilfreich. Ich stelle mir dann tatsächlich eine Art Gnom vor, der direkt neben meinem linken Ohr wohnt. Alle Zwangsgedanken, die mich stören, kommen von ihm. Es sind seine, nicht meine. Ich habe nichts damit zu tun und muss darauf auch nicht reagieren. Es ist zwar ärgerlich, dass ich sein Vermieter bin und ihn, trotz dringenden Eigenbedarfs, nicht aus seiner Wohnung da oben schmeißen kann – auch wenn der kleine Troll noch nie seine Miete bezahlt hat. Aber mir auch noch anhören, was er den ganzen Tag da oben vor sich hin plappert, das muss ich nun wirklich nicht.

Windeln wechseln

Kurz vor Schluss würde ich gerne noch über etwas sprechen, was ich jahrzehntelang getan habe, aber mit diesem Buch definitiv aufgeben werde: das Verstecken der Krankheit.

Unter einer Zwangsstörung zu leiden, ist ein wenig, wie ein Baby zu haben. Ich denke, ich kann das ganz gut beurteilen, denn ich habe mittlerweile beides. Juchu. Wobei das Kind in etwa achtzehn Jahren aus dem Haus sein wird. Bei der Zwangsstörung bin ich mir da noch nicht so sicher.

Ansonsten aber passt der Vergleich ganz gut: Ein Baby braucht den ganzen Tag Aufmerksamkeit. Ein Baby möchte, dass man sich kümmert. Ein Baby gibt einem immer etwas zu tun. Kurzum: Ein Baby – so wundervoll es ist, eines zu haben – bedeutet eine Menge Arbeit. Bei einer Zwangsstörung ist es ganz ähnlich. Nur ohne »wundervoll«. Auch sie möchte Aufmerksamkeit, möchte jemanden, der sich kümmert, gibt einem ständig etwas zu tun. Immerhin braucht sie im Gegensatz zu dem Baby keinen Kinderwagen für

750 Euro! Ihr reicht die Handwerkerrechnung über 150 Euro.

Das ist alles schon irgendwie okay. Als Zwangskranker gewöhnt man sich daran, deutlich mehr Mühe mit dem Alltag zu haben als andere. Es wird irgendwann fast zu einer Normalität. Man rechnet einfach automatisch ein, dass gewisse Dinge wie Händewaschen oder das Verlassen der Wohnung länger brauchen. Unternimmt man etwas Ungewohntes, plant man einen Puffer für die Zwänge ein. Es kann ja immer was passieren. Aber irgendwann gehört OCD einfach zu deinem Leben dazu.

Vielen Müttern oder Vätern geht es ähnlich: Ist das Baby erst mal auf der Welt, ist zunächst mal alles anders, alles ungewohnt. Aber irgendwann pendeln sich die Dinge ein. Po saubermachen, Windeln wechseln, stillen oder Brei anrühren, spielen, liebkosen, in den Schlaf wiegen. All das wird schnell zu einer neuen Normalität und die meisten Eltern können sich irgendwann nicht mehr vorstellen, dass es ein Leben ohne Baby gab. Was hat man mit der ganzen freien Zeit vorher bloß angefangen?

Ebenso ergeht es dem Zwangskranken. Die Beschäftigung mit Zwängen wird schnell so normal, dass er sich ebenfalls nicht vorstellen kann, wie das Leben früher war. Auch hier die Frage: Was hat man mit der ganzen freien Zeit vorher bloß angefangen? Denn je nach Ausprägung der Krankheit wird der Zwang nach und nach zu einer Aufgabe, die einen von morgens bis abends fordert. Der Zwang entwickelt sich zur tagesfüllenden Beschäftigung.

Leider gibt es bei diesem eigentlich recht guten Vergleich ein Problem: Im Gegensatz zu der Betreuung eines Kleinkindes, die von der Umgebung durchaus als anstrengend und fordernd wahrgenommen wird, bleibt das Baby »Zwangsstörung« in den meisten Fällen unsichtbar. Ein imaginäres Baby.

Typische Dinge, die junge Eltern gefragt werden: Bekommst du genug Schlaf? Hast du ein bisschen Zeit, um zu entspannen? Wie anstrengend ist es denn gerade? Kann ich dich irgendwie unterstützen? Ist der Stuhl noch flüssig oder schon fest?

Typische Dinge, die Menschen mit Zwangsstörungen gefragt werden: nix.

Dabei könnte man all diese Fragen an junge Eltern auch genauso an Menschen mit Zwangserkrankung stellen. Außer die mit dem Stuhlgang – das ist vielleicht ein bisschen zu intim. Ansonsten aber würden sich viele Menschen mit OCD sicher freuen, eine solche Anteilnahme zu erfahren. Wie anstrengend ist es denn gerade? Hast du ein bisschen Zeit, um zu entspannen? Kann ich dich irgendwie unterstützen?

Das Problem ist nur: Sie werden nicht gefragt, weil die meisten ihre Krankheit möglichst gut verstecken. Der Zwang ist ihnen peinlich, sie wollen nicht als verrückt gelten, sie wissen nicht, wie andere darauf reagieren würden. Also: verstecken, vertuschen, verheimlichen.

So auch bei mir. Ich habe es schon mehrfach erwähnt: Bis zu diesem Buch wussten nur sehr wenige Menschen von meiner Krankheit. Ich galt immer als der lustige, kreative, leicht überhebliche Typ. Vielleicht ahnte man, dass unter dieser Oberfläche noch andere, kompliziertere Dinge steckten. Manche Menschen, die mir sehr nahekamen, wussten sogar ein klein wenig davon. Aber offen kommuniziert habe ich meine Krankheit nie. Stattdessen habe ich immer versucht, die Zwänge so gut wie möglich zu überspielen oder zu verstecken. Ich war eine Kombination aus Schauspieler und Osterhase. Ein Schauhase, sozusagen.

Schon meinen ersten Zwang, die Sache mit dem extremen Händewaschen, habe ich vor meiner Familie und meinen Freunden verheimlicht. Weil es mir peinlich war und weil ich wusste, dass es nicht normal ist. Entschuldige, Mama, dass du jetzt erst durch dieses Buch davon erfahren musst. Und wo wir gerade miteinander sprechen: Dem Kleinen geht es gut, ich habe beruflich genug Aufträge, und das Wetter ist bei uns ungefähr so wie bei euch.

Auch alle Arten von Zwängen, die danach bei mir auftraten, habe ich versteckt. Ich habe niemals gesagt: »Entschuldigung, ich kann diesen Ort noch nicht verlassen, ich muss vorher noch einmal gründlich überprüfen, ob es hier wirklich hundertprozentig nicht nach Feuer riecht.« Stattdessen habe ich geschwindelt. »Ich komme gleich nach, habe etwas vergessen.« Oder: »Geht schon mal vor, ich muss noch kurz telefonieren.« Oder: »Wisst ihr was, ich bleibe noch ein wenig hier und erledige ein paar Mails.« Wenn mir spontan keine Ausrede eingefallen ist, bin ich später noch einmal an den »Tatort« zurückgekehrt und habe alles so gründlich untersucht, bis mein Zwang endlich beruhigt war. »Guten Tag, Kommissar Wittkamp von der Abteilung OCD. Ich hätte da noch ein paar Fragen…«

Natürlich habe ich auch die gedanklichen Zwänge verschwiegen. Das magische Denken. Die verrückten Verknüpfungen. Die »Wenn-das-passiert-dann-passiert-als-Folge-daraus-das-Sachen«.

Es wäre mir sehr unangenehm gewesen, wenn jemand davon erfahren hätte. Vor allem, weil ich in solchen Dingen eigentlich sehr rational bin. Ich habe Soziologie studiert und Statistikvorlesungen besucht. Ich kenne mich mit Zufällen, Wahrscheinlichkeiten und Kausalitäten ziemlich gut aus. Wenn mir jemand erzählt, dass er immer an der längsten Supermarktkasse steht, antworte ich sofort, dass es sich dabei statistisch gesehen um Unsinn handelt. Das Gesetz der großen Zahl sorgt dafür, dass man in seinem Leben ungefähr genauso oft wie alle anderen an der längeren Schlange steht. Es ist wie bei einem Rouletterad. Auch wenn Rot sieben Mal hintereinander drankommen kann, sorgt das Gesetz der großen Zahl auf lange Sicht dafür, dass Rot und Schwarz gleich häufig gespielt werden. Wenn nicht, wechseln Sie schleunigst Ihr Casino! Was aber tatsächlich dafür verantwortlich ist, dass man denkt, immer an der längeren Kasse zu stehen, nennt man »subjektive Wahrnehmung«. Man merkt sich das Anstehen an der Kasse eher, wenn es länger dauert. Genauso, wie Autofahrer über drei rote Ampeln hintereinander schimpfen, die zehn grünen Ampeln davor aber gar nicht registriert haben.

Oh, ich schweife ein wenig ab. Über Zahlen und Statistik könnte ich stundenlang reden. Was ich eigentlich sagen wollte, war: Weil ich mich eigentlich sehr für Logik, Wahrscheinlichkeiten und Zusammenhänge interessiere, war es mir umso unangenehmer, dass mein Kopf Verbindungen herstellt, die absoluter Unsinn sind. Also durfte niemand davon erfahren!

Und so habe ich das magische Denken und natürlich auch meinen Kontrollzwang immer versteckt. Vor Bekannten und Unbekannten. Vor Freunden und der Familie. Vor Kollegen und Arbeitgebern. Vor Mitbewohnern und Nachbarn. Vor Onlinekontakten und Offlinekontakten. Vor der Bäckerin, vor dem Dönerverkäufer und vor dem Postboten. Einfach vor jedem. Ich hatte sogar Beziehungen, in denen die damaligen Partnerinnen nichts von meiner Krankheit wussten. Selbst meinem Therapeuten erzähle ich nicht alles, weil mir manches einfach zu peinlich ist. Und dem habe ich nun wirklich schon viel Peinliches erzählt.

Diese Heimlichtuerei führte natürlich dazu, dass ich sehr lange Zeit ziemlich alleine mit meiner Krankheit war. Wie viele andere mit OCD auch. Das bedeutet in den meisten Fällen allerdings auch, dass all die Arbeit, die in den Zwang gesteckt wird, unsichtbar bleibt und niemand sieht, dass Zwangserkrankte tagein, tagaus ihr ganz eigenes Baby betreuen müssen, um auf dieses Bild zurückzukommen.

Es gibt Fälle, in denen sich Zwangskranke komplett zurückgezogen haben und *nur* noch ihren Zwang betreuen. Arbeit, Familie, Freunde oder gar Liebe werden dem untergeordnet und finden gar nicht oder nur sporadisch statt.

Wenn sich Zwangskranke aber sozial nicht zurückziehen, sondern versuchen, ein Leben neben ihrem Zwang zu führen – so, wie es auch bei mir der Fall ist –, kann schnell eine Art Doppelbelastung entstehen: Neben der Herausforderung, sein Leben zwischen Job, Beziehungen, Familie und sozialen Verpflichtungen ordentlich hinzubekommen – was ja auch normalen Menschen nicht immer leichtfällt –, wartet dann noch das »Baby« Zwang, das irgendwie auch noch dazwischenpassen möchte. Anstrengend! Vor allem eben, weil diese Mühen in den meisten Fällen niemand mitbekommt.

In meinem Fall hat diese Doppelbelastung dazu geführt, dass ich Probleme in Beziehungen, im Job oder auch im Freundeskreis stets etwas weniger ernst genommen habe als andere. »Ist alles nicht so schlimm wie der Zwang«, dachte ich sehr häufig. Oder: »Ach, wenn ihr wüsstet, mit was ich mich noch so nebenbei herumschlagen muss.«

Paradoxerweise entstand so aus meiner Belastung durch den Zwang eine Lebenseinstellung, die eigentlich gar nicht so schlecht war: Alles nicht so ernst nehmen, wird sich schon irgendwie einrenken. So ein bisschen wie ein alter Franzose, der in einem kleinen Café sitzt, einen halben Liter Rotwein vor sich hat und gut gelaunt »C'est la vie« in den Rauch seiner Zigarette murmelt. Andererseits wirkte ich so auf Freunde, Arbeitgeber oder Partner natürlich auch ein wenig unnahbar oder arrogant. Ich stand oder stehe immer ein wenig über den Dingen, weil ich fast jedes Problem mit meinem Zwang verglich.

Wenn jemand im Freundeskreis unter Liebeskummer litt, fand ich das natürlich traurig, dachte aber immer auch so etwas wie »Leide mal zwanzig Jahre lang unter Zwängen, das ist viel schlimmer«. Da aber niemand von meiner Krankheit wusste, sah es natürlich für diese Freunde so aus, als machte ich mir nicht viel aus ihren Sorgen. Konnte ja niemand ahnen, dass ich nebenbei noch ganz andere Probleme verarbeiten muss.

Vielleicht liest das hier ja jemand, bei dem ich nicht empathisch genug war. Dann möchte ich gerne um Entschuldigung bitten. Aber hey: Der Liebeskummer ist inzwischen doch weg, oder? Habe ich doch gesagt: Das geht vorbei!

Der gemütliche Rotwein-Franzose in mir, der alles nicht so ernst nimmt, weil er größere Probleme hat, ist aber nur die eine Seite. Wenn mein Baby Zwang mal so richtig fordernd ist und ich es kaum schaffe, mich um etwas anderes zu kümmern, kann ich auch sehr gereizt sein. Ich bin dann überfordert und reagiere im Umgang mit anderen bissig, wütend oder auch mal cholerisch.

Ein ehrlicher Satz, den ich in solchen Situationen sagen könnte, würde ungefähr so lauten: »Ich bin gerade überfordert, weil ich neben dem Problem, das hier gerade vorliegt, eine schwere psychische Krankheit habe, die mir den ganzen Tag schon die Kraft raubt.« Nur leider habe ich diesen Satz in meinem Leben bisher noch kein einziges Mal ausgesprochen. Stattdessen kommt aus meinem Mund dann eher so etwas wie: »Lass mich in Ruhe, du Depp«. Tja, es ist wie bei Romanen aus anderen Sprachen: Bei der Übersetzung geht viel verloren.

Seit ich aber angefangen habe, dieses Buch zu schreiben und auch mehr und mehr über meine Krankheit zu reden, kann ich immer öfter und auch immer besser erklären, was gerade in mir vorgeht. Warum ich gerade ein bisschen Ruhe brauche. Warum ich noch mal rausmuss, etwas nachgucken. Warum ich mich gerade sorge. Warum ich dieses oder jenes Problem nicht so ernst nehmen kann oder ein bisschen angespannt bin.

Also kurz gesagt: warum ich manchmal der lässige Rotwein-Franzose und manchmal der Choleriker bin.

Daher gilt für Betroffene das, was ich schon mehrfach erwähnt habe: Bleiben Sie, wenn möglich, nicht alleine mit Ihrem Zwang. Reden Sie darüber. Zumindest mit den Menschen, die Ihnen wichtig sind. Denen Sie vertrauen. Denn eigentlich können Sie ziemlich stolz darauf sein, was Sie jeden Tag leisten: ganz nebenbei noch ein Baby zu betreuen.

So. Genug geschrieben. Ich muss los. Mein Zwang möchte, dass ich ihm die Windeln wechsle.

Ich war noch niemals in New York

So viel von mir und meinem Baby. Irgendwann muss dieses Buch zu einem Ende kommen. Zwangsläufig.

Sie haben vielleicht bemerkt, dass ich mir außergewöhnlich viele Notizen mache. Ich schreibe fast alles auf. Meist als Listen. Dort sammle ich Triviales und sehr Wichtiges. Einfach alles. Einkaufslisten natürlich. To-do-Listen, unterteilt in tagesaktuell, mittelfristig und langfristig. Ideen und Projekte. Schöne Dinge, die ich mir gerne irgendwann kaufen möchte. Gute Scherze. Inhalte für Vorträge. Wichtige Informationen über meine Jobs. Projekte. Passwörter. Welche Serien und Filme ich demnächst schauen will. Links zu interessanten Artikeln. Welche Bücher ich lesen möchte. Gute Ziele für einen Ausflug. Reisen, die ich unternehmen möchte. Rezepte mit wenig Kalorien, für ein schmackhaftes aber trotzdem nicht allzu schweres Abendessen. Die Orte der ersten Dates mit meiner Freundin. Geschenkideen für Freunde und Verwandte. Was ich in meinem Leben verändern möchte. Anzahl der Zwänge pro Tag. Mögliche Themen für einen Stand-up-Comedy-Auftritt. Und so weiter. Ich habe sogar eine Liste mit allen Zaubertricks, die ich beherrsche, obwohl es nur zwei Stück sind.

Insgesamt kommen so über zweihundert Listen zusammen. Das hat den großen Vorteil, dass ich nahezu nichts vergesse, aber den großen Nachteil, dass ich mich manchmal ein wenig in all den Listen verliere. Erinnert dann ein wenig an Kommissare in Filmen, die einen Serientäter jagen und ihr gesamtes Wohnzimmer so sehr mit Hinweisen, Karten und Bildern tapeziert haben, dass sie langsam selbst wahnsinnig werden. Fast könnte man sagen, meine Listenvorliebe ist ein Zwang, aber ich bin mir ziemlich sicher, dass sie es nicht ist. Denn bis auf gelegentliche Verwirrung beeinträchtigt mich das Schreiben von Listen nicht, ich mache es sehr gerne, finde es nicht überhaupt nicht sinnlos oder übertrieben, und das Wichtigste: Ich könnte, wenn es sein muss, sofort damit aufhören. Ungerne. Aber ich könnte es. All das spricht gegen einen Zwang, wie Sie mittlerweile wissen.

Natürlich habe ich auch für dieses Buch wichtige Informationen in Listen aufgeschrieben. Ich habe Kapitel strukturiert, weiterführende Literatur gesammelt, Fragen an meinen Lektor festgehalten und pedantisch protokolliert, wann ich wie viel geschrieben habe und wie viel ich noch schreiben muss, damit ich das Manuskript pünktlich bei ihm abgebe. Natürlich notiere ich mir außerdem immer, wenn mir etwas einfällt, das ich unbedingt noch im Buch erwähnen sollte – oder welchen Aspekt ich vielleicht länger und besser erklären könnte. Fast jeden Tag kommt etwas hinzu. Aber damit muss jetzt Schluss sein. Genug. Ich muss all das, was ich noch gerne in das Buch aufnehmen möchte, zur Seite legen. Frei nach dem Motto: »Mir egal. Ich lass das jetzt so.«

Wenn ich es aber »so lasse«, bedeutet das auch, dass mein Buch ein paar Schwachstellen hat. Es gibt einige Themen, die ich nicht so gut darstellen kann, wie ich es mir gewünscht hätte. Aber ich kann das zumindest hier noch kurz erwähnen. Mir fallen mindestens (!) drei Dinge ein, die ich nicht so gut gemacht habe.

Erstens: Ich habe die Erklärungen und wissenschaftlichen Fakten zu Zwängen relativ kurz gehalten, obwohl es dazu eigentlich so viel zu berichten gibt. Der Zwang ist eine äußerst spannende Krankheit mit sehr vielen Facetten. Doch das war eine bewusste Entscheidung. Dieses Buch war nie so angelegt. Es gibt einige Autoren, die das viel besser können als ich. Ein paar ihrer Bücher habe ich etwas weiter unten (als Liste) aufgeführt. Stattdessen habe ich versucht, meine eigene Geschichte zu erzählen und nebenbei etwas Wissen über Zwänge zu vermitteln. Ich hoffe, das war okay so.

Zweitens: Mir ist es sehr schwergefallen, zu beschreiben, wie quälend Zwänge sein können. Es ist sicher deutlich geworden, dass die unterhaltsamen Anekdoten, über die ich geschrieben habe, nicht so lustig waren, als ich mittendrin steckte. Aber der Zwang hat mich noch deutlich mehr gekostet als ein paar unschöne Erlebnisse. Das Schlimmste waren immer die Ängste und Sorgen, dass etwas passieren könnte und ich schuld bin. Und die Angst vor diesen Ängsten und Sorgen. Natürlich habe ich all die langweiligen Geschichten, bei den ich einfach nur zu Hause saß und es mir schlecht ging, gar nicht erst erzählt. Das will wirklich niemand lesen.

Es ist manchmal sehr schwer, morgens aufzuwachen und nicht zu wissen, ob, und wenn ja, womit der Zwang einen heute quälen wird. Kann man am Abend unbeschwert auf die Geburtstagsparty gehen, zu der man eingeladen ist? Oder hat man sich bis dahin wieder eine neue Sorge eingefangen, die es unmöglich macht, ein schönes Fest zu genießen? Wird man im nahenden Urlaub entspannen können? Oder passiert bis dahin schon wieder etwas, das sich im Kopf einnistet und die Reise ruiniert? Anders ausgedrückt: Ich bin kein lustiger Typ, der ein paar Zwänge hat. Ich habe einen Haufen Zwänge und kann, wenn es gut geht, humorvoll darüber schreiben.

Drittens: Ich habe im vorherigen Kapitel nur kurz angedeutet, dass ich durch meine Krankheit und durch diese ganzen Unsicherheiten in meinem Leben ein recht schwieriger Charakter geworden bin. Sehr egozentrisch. Manchmal cholerisch. Immer etwas eigenbrötlerisch. Nicht immer einfühlsam. Ab und an ein schlechter Vater. Häufig ein mieser Lebensgefährte. Wenn irgendwas mit meinen Zwängen ist, hat das immer sofort Vorrang. Alles andere wird unwichtig. Das kann sehr schwierig für Nahestehende sein. Andererseits will ich die Krankheit aber nicht als Entschuldigung missbrauchen: Ich fürchte, ich wäre auch ohne sie nicht gerade der umgänglichste Mensch der Welt. Aber die Krankheit macht das Ganze nicht gerade einfacher.

Das waren drei Dinge, die ich in diesem Buch nicht so gut gelöst habe. Mein Lektor findet, es ist noch Platz für drei Gedanken, die ich in diesem Buch unbedingt ausdrücken wollte. Eine Zusammenfassung also. Wenn Sie zu den Menschen gehören, die noch in der Buchhandlung die letzten Seiten aufschlagen, um das Ende zu erfahren, haben Sie nun die Gelegenheit, die wichtigsten Sätze gratis mitzunehmen, ohne das Buch kaufen zu müssen. Stattdessen können Sie sich von dem gesparten Geld einen Harry-Potter-Band kaufen, da geht es auch viel um magisches Denken.

Eins: Wenn Sie von einer Zwangsstörung betroffen sind oder betroffen sein könnten: Suchen Sie sich therapeutische Unterstützung.

Ganz alleine gegen Zwänge anzukämpfen, ist fast nicht zu schaffen. Mit professioneller Hilfe kann sich jedoch viel ändern. Ich erinnere mich an Tage und Wochen, an denen sich die Zwänge in jede kleinste Alltagshandlung einschlichen hatten. Wirklich alles wurde zu einem Problem. Das ist bei mir heute deutlich besser!

Zwei: Die Zwangsstörung ist eine wahnsinnig unangenehme Krankheit. Weil sich Nichtbetroffene kaum vorstellen können, wie quälend oder belastend ganz triviale Dinge des Alltags sein können. Weil sie von außen oft so lächerlich wirkt. Und weil es so schwer ist, es einfach sein zu lassen.

Drei: Es gibt Ausprägungen der Krankheit, bei denen es einfach gar nichts mehr zu lachen gibt. Aber wenn es nicht ganz so schlimm ist, kann es nicht schaden, ein bisschen Humor in der Hausapotheke stehen zu haben.

Bleibt nur noch eines zu klären. Warum trägt dieses Kapitel die irritierende Überschrift »Ich war noch niemals in New York?«. Nun: Ich habe vor kurzem, mitten in der Arbeit an diesem Buch, diesen Song von Udo Jürgens im Radio gehört und musste über eine Stelle im Lied sehr schmunzeln, die ich all die Jahre nie so richtig wahrgenommen habe, obwohl ich sie auf vielen Partys bereits laut mitgesungen hatte. Doch in diesem Zusammenhang kam sie mir plötzlich wie ein sehr gutes Motto für meine Zukunft vor. Ich habe diese Zeilen natürlich direkt in einer Liste festgehalten, um sie bloß nicht zu vergessen!

»Ich war noch niemals in New York/
ich war noch niemals richtig frei./
Einmal verrückt sein/
und aus allen Zwängen fliehen.«

Dank

Ich würde zum Abschluss noch gerne einer Reihe von Menschen danke sagen.

Danke an meinen Lektor Jacob Thomas. Dafür, dass du mir so große Freiheiten gelassen hast, dir alles fast zwanghaft penibel durchgelesen hat, mir immer mit Rat zur Seite standest und außerdem beigebracht hast, was eine Synekdoche ist. Danke auch an das ganze Team bei btb und vor allem an Regina Kammerer, die, genau wie du, von Anfang an von diesem Buch überzeugt war.

Danke, dass du mich mit dem Satz, »Willst du nicht mal was Ernstes verfassen, anstatt immer nur Witzebuchautor zu bleiben«, dazu gezwungen hast, all das aufzuschreiben, liebe Elisabeth Ruge, samt all deinen Mitarbeitern.

Danke, dass ihr ausgewählte Kapitel vorab gelesen und mich bei diesem Buch bestärkt habt:
Elisa Marchese, Anieke Becker, Thomas Poppe, Ilona Hartmann, Thomas Ewald, Sophie Bleich, Martina Hoffmann und Filomena Franke. Ich hoffe, ich habe niemanden vergessen.

Danke an meinen Therapeuten, der sich in fünf Jahren noch viel mehr Unsinn anhören musste, als Sie auf den letzten 313 Seiten. Aber bitte verraten Sie mir bei der nächsten Sitzung endlich, warum da dieser Fernseher steht!

Danke an meine BVG-Kollegen, dass sie mir ausgeholfen haben, als ich plötzlich für ein paar Wochen in Bamberg »im Urlaub« war.

Danke, dass du mich in meiner schwersten Zeit wie ein Familienmitglied bei dir aufgenommen hast, meine liebe Schwester Stefanie. Okay, genau genommen bin ich das ja auch. Danke auch an Stefan und Paul Hümmer, deren Couchplätze Winston und ich in dieser Zeit oft in Beschlag genommen haben.

Danke an Mama, Volker und an Tante Liesel, dass ihr mich in der Klinik in Bamberg besucht habt und auch sonst immer für mich da wart. Mein Bruder Volker ist übrigens Urologe und hat ein Buch mit dem Titel »Fit im Schritt« veröffentlicht, was der Grund dafür war, dass ich bei diesem Buch oft an »Unfit im Kopf« denken musste.

Danke an Jonas, dass du mir gezeigt hast, was der Sinn des Lebens ist und warum es sich lohnt, immer wieder gegen Zwänge zu kämpfen.

Danke an Judith! Du bist die beste Mutter für unser Kind. Es wäre ohne dich nicht möglich gewesen, dieses Buch zu schreiben. Danke auch, dass du in so vielen dunklen Momenten für mich da warst und mir mit grenzenlosem Optimismus wieder aus diesen herausgeholfen hast. Das werde ich nie vergessen. Danke fürs Probelesen, und dass du neulich für mich bei der Apotheke warst. Und danke für die Blumen am Loch.

Danke an den Handwerker, der das Loch repariert hat.
Danke an den Professor, den ich anschwindeln musste.
Danke an das Team des Gasnotrufs Köln.
Danke an das Social-Media-Team des VfB Stuttgart.

Ich möchte mich außerdem bei allen Menschen entschuldigen, denen ich mit meinen übertriebenen Sorgen, wirren Nachrichten oder warnenden Zetteln am Auto eventuell einen Schrecken eingejagt habe. Das war nie meine Absicht.

Außerdem möchte ich mich an dieser Stelle dafür entschuldigen, dass ich so lange über meine Krankheit geschwiegen habe. Bei meinen Freunden, aber vor allem bei meiner Familie. Das war ein Fehler. Kaum jemand ist vollkommen normal, und je mehr wir darüber reden, desto einfacher wird es, das auszuhalten.

Zum Schluss: Danke an SIE, dass Sie tatsächlich bis hierhin gelesen haben. Sie sind aber auch eher der Typ, der im Kino so lange sitzen bleibt, bis der komplette Abspann vorbei ist und das Licht angeht, oder?

Wollen Sie immer noch in Kontakt bleiben? Na gut.

Twitter: @diktator (Ich weiß …)
Instagram: peter_wittkamp
Facebook: Peter Wittkamp

PS: Bitte keine Fotos von Autos an mich senden!

Literaturhinweise

Empfehlenswerte Bücher

Zwanghaft – Wenn obsessive Gedanken unseren Alltag
bestimmen
David Adam
dtv 2016
*Ein sehr gut recherchiertes, umfangreiches Buch zum
Thema von jemandem, der selbst betroffen ist.*

Der Kobold im Kopf: Die Zähmung der Zwangsgedanken
Lee Bear
Hogrefe 2010
*Ein US-amerikanischer Psychologe, der von seiner Arbeit
mit Zwangskranken berichtet.*

Wenn Zwänge das Leben einengen: Der Klassiker für
Betroffene – Zwangsgedanken und Zwangshandlungen
Nicolas Hoffmann, Birgit Hoffmann
Springer 2017
*Ein Überblick über die verbreitetsten Zwänge samt Anlei-
tung zur Selbsthilfe.*

Ich tick nicht richtig: Mein Leben mit Zwängen, Ängsten und Macken – Geschichten aus meinem Neurosengarten
Hanka Rackwitz, Petra Cnyrim
mvg 2016
Eines der wenigen Bücher, die ich kenne, die humorvoll über das Thema berichten.

Anleitung zum Unglücklichsein
Paul Watzlawick
Piper, 2009
Falls Sie nicht an Zwängen leiden, aber trotzdem unglücklich werden wollen.

Informationen

Deutsche Gesellschaft Zwangserkrankungen e. V.
http://www.zwaenge.de

OCD UK
https://www.ocduk.org

Erfahrungsberichte

Refinery29
https://www.refinery29.com/de-de/ocd-zwangsstoe-
rung-trigger-objekte-in-bildern

Stern
https://www.stern.de/panorama/wissen/mensch/
zwangsstoerung-rituale-bis-zur-absoluten-erschoep-
fung-3223116.html

Vice
https://www.vice.com/de/article/kwynez/woher-
kommt-meine-zwangsstoerung-721

Bento
https://www.bento.de/gefuehle/zwangsstoerung-
betroffene-berichtet-vom-leben-mit-der-zwangserkran-
kung-a-00000000-0003-0001-0000-000000248235

Alle Ratschläge in diesem Buch wurden vom Autor und vom Verlag sorgfältig erwogen und geprüft. Das Lesen dieses Buchs ersetzt jedoch keinesfalls den Besuch bei einem Arzt oder Therapeuten. Eine Haftung des Autors beziehungsweise des Verlags und seiner Beauftragten für Personen-, Sach- und Vermögensschäden ist daher ausgeschlossen.

Sollte diese Publikation Links auf Webseiten Dritter enthalten,
so übernehmen wir für deren Inhalte keine Haftung,
da wir uns diese nicht zu eigen machen, sondern lediglich auf
deren Stand zum Zeitpunkt der Erstveröffentlichung verweisen.

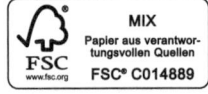 Dieses Buch ist auch als E-Book erhältlich.

MIX
Papier aus verantwor-
tungsvollen Quellen
FSC
www.fsc.org
FSC® C014889

Verlagsgruppe Random House FSC® N001967

1. Auflage
Originalausgabe Oktober 2019
Copyright © 2019 by btb Verlag
in der Verlagsgruppe Random House GmbH,
Neumarkter Straße 28, 81673 München
Umschlaggestaltung: semper smile, München
Umschlagmotiv: © Shutterstock/ArtKio; Naddya
Satz: Uhl + Massopust, Aalen
Druck und Einband: Friedrich Pustet KG, Regensburg
Printed in Germany
ISBN 978-3-442-75829-6

www.btb-verlag.de
www.facebook.com/btbverlag